SUR LA

RIGIDITÉ DU COL DE L'UTÉRUS

PENDANT LE

TRAVAIL DE L'ACCOUCHEMENT

(ÉTUDE ANALYTIQUE ET CRITIQUE)

PAR

Juan I. TOLEDO

Docteur en médecine de la Faculté de Paris

PARIS

G. STEINHEIL, ÉDITEUR

2, RUE CASIMIR-DELAVIGNE, 2

1890

SUR LA

RIGIDITÉ DU COL DE L'UTÉRUS

PENDANT LE

TRAVAIL DE L'ACCOUCHEMENT

(ÉTUDE ANALYTIQUE ET CRITIQUE)

PAR

Juan I. TOLEDO

Docteur en médecine de la Faculté de Paris

PARIS

G. STEINHEIL, ÉDITEUR

2, RUE CASIMIR-DELAVIGNE, 2

1890

JE DÉDIE CE TRAVAIL A MON FRÈRE

ÉLIAS

JE LE DÉDIE AUSSI A MES MAITRES, LES PROFESSEURS

PINARD, DIEULAFOY, GUYON,
TILLAUX, et à M. LANCEREAUX, professeur agrégé

JE LE DÉDIE ENCORE A MES AMIS, LES DOCTEURS

LLERENA, ENRIQUEZ CARVAJAL, E. HERNANDEZ,
B. HERRERA VEGAS

Nous adressons à M. le professeur Pinard l'expression de toute notre reconnaissance pour l'accueil bienveillant qu'il nous a fait dans son service. Nous le remercions aussi de nous avoir permis de consulter les archives de la maternité de Lariboisière et de la clinique Baudelocque.

M. le Dr Champetier de Ribes, accoucheur de la maternité de l'hôpital Tenon a bien voulu nous permettre de publier ici une observation intéressante extraite des archives de son service, nous le remercions sincèrement.

Nous remercions également M. Wallich, interne des hôpitaux, de nous avoir guidé dans nos travaux et nous avoir fourni des observations d'un grand intérêt.

Aux différents hôpitaux que nous avons fréquentés pendant notre séjour à Paris, dans le cours de notre carrière, nous avons reçu le meilleur accueil de la part de nos chefs, nous en serons toujours reconnaissant, et ce sera pour nous un honneur d'apporter dans notre pays, dans l'Amérique latine, leurs idées et leurs savants conseils.

SUR LA

RIGIDITÉ DU COL DE L'UTÉRUS

PENDANT LE

TRAVAIL DE L'ACCOUCHEMENT

INTRODUCTION

Il est des accouchements dont le travail se prolonge considérablement, alors que rien dans le volume de la tête du fœtus, ou dans la disposition des parties maternelles ne permet d'expliquer un pareil retard, si ce n'est un aspect particulier du col, que le mot rigidité rend bien. Dans le col semble résider l'obstacle, il ne se dilate pas, il s'épaissit quelquefois, rappelant l'aspect du cuir bouilli, d'autres fois, il paraît conserver son aspect de col effacé, mais il est aminci, mou, sensible, et ne se décide pas à livrer passage au fœtus. Plusieurs circonstances peuvent alors se présenter : ou le col va finir par se dilater, après une longue période d'arrêt, ou bien il va se laisser déchirer et laisser sortir le fœtus, ou bien, enfin, l'utérus va se rompre au-dessus du col et le fœtus sortira par cette boutonnière. On a donné à cet état du col le nom de rigidité anatomique, ou de rigidité spasmodique du col. Qu'entend-on par le terme de rigidité anatomique ? correspond-t-il à des lésions constatées du col de l'utérus, ou à une anomalie de structure ? l'état de rigidité spasmodique est-il un simple trouble fonctionnel ? Le col de l'utérus a été peu étudié à ce point de vue-là.

Dans quelles conditions se produit cet accident ? Cette question est intimement liée à la précédente. Si l'obstacle réside dans le col quelle est la nature de cet obstacle ? est-ce la constitution accidentellement fibreuse de cet organe ou bien parfois, une véritable contracture du muscle utérin ? Tout ce qui a été écrit là-dessus, au point de vue clinique, semble pouvoir se résumer en ceci, à savoir que l'on a pensé à trouver dans le col, tantôt une résistance passive (rigidité anatomique), tantôt une résistance active (contracture, spasme).

En étudiant de près les faits publiés de rigidité anatomique ou spasmodique, il nous a semblé que, dans un grand nombre d'entre eux, la prolongation de travail pouvait être attribuée primitivement à d'autres causes qu'un obstacle né dans le col lui-même.

En d'autres termes, que la rigidité pouvait bien être la conséquence, et non pas la cause d'un obstacle à la dilatation, et que cette absence de dilatation pourrait être incriminée au défaut d'un quel conque des nombreux facteurs qui concourent à dilater l'orifice utérin.

A côté de ces faits, il est ce qu'on a nommé des rigidités pathologiques, dues à des tissus cicatriciels, à des néoplasmes, à des manifestations syphilitiques développées sur le col. Nous allons passer en revue ses diverses variétés. Mais, dès à présent, nous devons dire qu'il est peut-être difficile au point de vue clinique de séparer ce que l'on appelle rigidité anatomique, et rigidité spasmodique.

Leur étude fera l'objet de la première partie de ce travail. Les faits de rigidité pathologique sont assez rares et encore peu étudiés ils feront l'objet de la deuxième partie de notre thèse.

I

Anatomie du col atteint de rigidité.

Le premier point à résoudre est de savoir s'il existe au niveau du col une modification de texture, que celle-ci soit le fait d'une anomalie, ou d'un état pathologique, laquelle permettrait d'expliquer l'impossibilité dans laquelle se trouverait le col de se dilater sous l'influence de contractions utérines énergiques. Au point de vue macroscopique on dit que le col est d'aspect fibreux, de la consistance du cuir bouilli. Mais cet aspect fibreux, correspond-il à une organisation fibreuse, histologiquement démontrée, correspond-il à une altération connue de la fibre musculaire? Schrœder (1) reconnaît : 1o la rigidité par formation hétérologue (néoplasme); 2o la rigidité simple. Celle-ci serait le résultat de lésions anciennes, inflammation cicatricielle chez de vieilles primipares, surtout chez celles qui ont un prolapsus ancien de la matrice. Lusk (2) accuse l'hypertrophie fibreuse dans les mêmes circonstances. Benicke (3) attribue la rigidité chez les primipares âgées, parfois, à l'hypertrophie de la portion vaginale. Nous ne possédions aucun fait étudié histologiquement.

Une femme du service de M. Champetier de Ribes présente les phénomènes connus sous le nom de rigidité anatomique, le col refuse de se dilater et l'utérus se rompt au-dessus du col, repoussant celui-ci en dehors comme une calotte. M. Bouffe, interne du service présentait le col à la Société anatomique, et disait n'y avoir rencontré aucune lésion (4). A la même époque, M. Wallich présentait à la Société obstétricale deux faits analogues, dans l'un rupture de

(1) SCHRŒDER. *Traité d'accouchements*, traduit par Charpentier.
(2) LUSK. *Traité d'accouchements*, traduit par Doléris.
(3) BENICKE. *Zeitsch. f. Geb. und Gynæk.*
(4) *Société anatomique*. Janvier et juillet, 1890.

l'utérus, dans l'autre la dilatation avait fini par se produire. Mais dans les deux cas M. Wallich avait pu faire l'examen histologique du col de l'utérus, et voici ce qu'il a observé :

Observation I (Wallich) (1)

Femme D..., âgée de 36 ans, blanchisseuse se présente le 21 septembre 1889, à la maternité de Lariboisière (service du Dr Porak). Elle est au terme d'une grossesse qui s'est passée sans incident, la première. Réglée à 12 ans, régulièrement, ses règles ont cessé le 20 décembre 1888. Elle n'a jamais souffert de l'utérus ou des annexes, sa santé a toujours été bonne. Elle n'a marché qu'à l'âge de 18 mois, mais son bassin est normalement conformé. Enfin, comme coïncidence, on peut signaler qu'elle fut enfant unique et qu'elle naquit alors que sa mère avait 36 ans.

Elle arrive à l'hôpital le 21 septembre 1889, à 8 heures et demie du soir. Elle a des douleurs depuis 1 heure de l'après midi. L'enfant est vivant en présentation de sommet engagé en O.I.D.P. La dilatation est grande comme une pièce de cinquante centimes.

La femme est dirigée chez une sage-femme agréée.

Le 23 septembre, à 10 heures du matin, la femme est ramenée à l'hôpital, les douleurs ont été la veille très espacées, elle a perdu de l'eau en petite quantité spontanément, et l'on ne peut établir exactement le moment de la rupture des membranes. La dilatation n'a fait aucun progrès.

Le 24. Les douleurs, depuis vingt-quatre heures, ont été irrégulières et rares. La dilatation est comme une pièce de deux francs ; les lèvres du col sont dures et nullement dilatables ; l'enfant vit toujours.

Le 25. A quatre heures du matin, on n'entend plus les bruits du cœur du fœtus. Les douleurs ont été assez vives, la tête est engagée très profondément dans l'excavation, mais n'a pas commencé son mouvement de rotation (elle était en O.I.D.P., et du liquide amniotique chargé de méconium s'écoule depuis plusieurs heures des parties génitales. On constate alors qu'il vient de se produire une rupture de l'utérus siégeant en avant, à 3 centim. des bords de l'orifice du col. La femme est épuisée, elle n'a plus que de rares douleurs pendant lesquelles la solution de continuité s'agrandit pour devenir presque circulaire à 10 heures du matin. La rupture est dirigée transversalement

(1) *Bulletins de la Société obstétricale et gynécologique de Paris*, juin 1890, et *Bulletins de la Société anatomique*, juillet 1890.

d'avant en arrière; le segment du col ne tient plus que par un pont de tissu de deux centim. de largeur environ et situé en arrière. Par l'orifice de la rupture, M. Porak fait une basiotripsie et extrait l'enfant sans difficulté. Le lambeau d'utérus est excisé en avant d'une pince retirée quelques heures après. Immédiatement après l'extraction, la délivrance se fait naturellement et spontanément. Le travail a donc duré quatre-vingts heures.

Les suites de couches furent normales ; la femme n'eut aucune hémorrhagie et sortit le 7 octobre.

On sentait alors au niveau du col un moignon moins volumineux que le col lui-même qui donnait la sensation au doigt d'une surface bourgeonnante. Au spéculum on put constater que la plaie n'était pas encore complètement cicatrisée. On prescrivit des injectiens phéniquées au 1/40 et un tampon de gaze iodoformée tous les jours. Enfin dans les derniers jours de janvier, cette femme est venue nous voir, enceinte de deux mois. Le col est mou et ne rappelle les accidents précédents que par son volume moindre, et l'irrégularité de sa surface.

Examen du fragment de l'utérus. — A l'état frais la pièce présente une couleur violacée, une consistance ferme, le bord de l'orifice est épaissi. Ce fragment est irrégulièrement circulaire, l'orifice mesure 4 centimètres de diamètre ; on mesure 3 centimètres de tissu en avant du bord de l'orifice, et 2 centimètres en arrière. On a donc affaire au col de l'utérus.

Des fragments de la pièce sont mis à durcir dans l'alcool puis sont inclus dans la colloïdine. L'examen a pu être fait sur des coupes longitudinales allant de l'orifice du col à la ligne de rupture et sur des coupes transversales. Dans ces deux séries de coupes la muqueuse, dans les points où elle est conservée se montre sous l'aspect d'un épithélium pavimenteux constitué par une ou deux rangées de cellules. Nulle part cet épithélium n'est interrompu par des orifices glandulaires. Dans l'épaisseur du tissu on ne rencontre aucune glande : il y a du sang des vaisseaux, des fibres musculaires, du tissu conjonctif.

Sang. — Les globules rouges remplissent les vaisseaux et infiltrent toute la moitié de la préparation qui est du côté de l'orifice du col. A ce niveau les masses de globules ont refoulé, disséqué les fibres musculaires qui sont de plus en plus rares à mesure qu'on se rapproche de l'orifice.

Les vaisseaux sont nombreux et plein de globules, leurs parois ne présentent aucune altération si ce n'est que sur certains d'entre eux, les tuniques ont été disséquées par l'infiltration sanguine.

Les *fibres musculaires* paraissent normales dans leur texture. L'action de l'acide osmique à 1/100 n'a pu mettre en évidence les granulations graisseuses signalées dans les derniers jours de la grossesse, mais il faut tenir compte ici du séjour prolongé de la pièce dans l'alcool. A mesure qu'on se rapproche de l'orifice du col les fibres musculaires sont véritablement dissociées par l'infiltration sanguine et dans la partie de la préparation qui se rapproche du niveau de la rupture par l'œdème du tissu cellulaire.

Le *tissu cellulaire*. — Dans les parties voisines de la ligne de rupture on trouve des fibres et des cellules conjonctives nombreuses. Sur certains points entre les mailles d'un réseau formé par les fibres musculaires dissociées on trouve un véritable tissu cellulaire lâche. Cette disposition est évidemment due à l'œdème et nulle part on ne rencontre de tissu conjoncti dense ni des fibres élastiques pour répondre à l'idée de rigidité.

En résumé, le col ne paraît nullement altéré dans ses éléments, il est le siège d'une congestion, d'une infiltration sanguine et d'un œdème tres marqué, phénomènes semblant dépendre de la compression produite par la tète engagée pendant un temps aussi long, et pouvant dans une certaine mesure rendre compte d'une rupture au niveau de la partie dissociée dans ses éléments, œdématiée.

Observation II (Wallich) (1)

La nommée C. H..., âgée de 23 ans, passementière, se présente le 16 janvier 1890, à 6 heures du matin, à la maternité de Lariboisière (service du Dr Porak). Elle est au huitième mois environ d'une seconde grossesse, elle éprouve des douleurs, le col est effacé, la dilatation est comme une pièce d'un franc. Aucune particularité dans ses antécédents, aucune maladie. Sa première grossesse, en 1871, s'est terminée spontanément à terme par la naissance d'un enfant vivant, en présentation du sommet. Aucun incident pendant sa grossesse actuelle, si ce n'est des maux de dents, des crampes. L'enfant est vivant, il est en présentation du sommet engagé en O.I.D.P.

Malgré des contractions assez vives, mais espacées et irrégulières, la dilatation du col fait peu de progrès pendant la journée et la nuit du 16 janvier.

Le 17 janvier à 6 heures du matin, les membranes se rompent spontanément, la dilatation a alors les dimensions d'une pièce de cinq francs. Le col présente un bourrelet épais, dur, inextensible. Les battements du cœur du

(1) Wallich. *Loc. cit.*

fœtus sont bons. M. Porak pratique deux incisions aux ciseaux sur les bords de l'orifice du col.

Pendant toute la journée du 17, les douleurs sont vives, mais espacées et irréguliéres, le col est dur; la dilatation arrive à être le 18 au matin, comme une petite paume de main, M. Porak pratique aux ciseaux, sur toute la circonférence du col, un certain nombre d'incisions, et excise pour l'examen anatomique un petit segment du col compris entre deux incisions. La femme est épuisée, les douleurs ne reviennent que vers 3 heures de l'après-midi ; à 4 heures la dilatation est complète, à 4 h. 25 l'accouchement se termine par la naissance d'un enfant vivant, pesant 2360 gr. La délivrance se fait spontanément dix minutes après l'accouchement. Les membranes sont entières les mensurations de l'orifice des membranes au placenta sont 11/24; le travail a duré 58 heures.

Nous avons pu examiner, après durcissement dans l'alcool, les coupes du fragment du col excisé pendant l'opération. La muqueuse est formée d'un épithélium pavimenteux composé de premières couches de cellules aplaties. On ne rencontre aucune glande. Le tissu de la coupe est constitué par des fibres musculaires coupées longitudinalement et transversalement. Ces fibres sont très nombreuses, très serrées et ne paraissent point altérées, le tissu conjonctif est peu abondant, peu évident, les vaissaux ne sont pas remplis de globules. Le tissu ne paraît être le siège ni d'altération, ni de congestion, ni d'infiltration sanguine, ni d'œdème.

Les faits de ce genre sont encore trop peu nombreux, pour qu'on ne s'y arrête pas avec soin, pour tâcher de trouver l'explication de bien des circonstances déjà connues et une direction dans les recherches futures. Dans les deux observations de M. Wallich nous trouvons un état du col un peu différent.

Dans la première, celle où l'utérus se rompt, le col est le siège d'œdème et d'infiltration sanguine. Celle-ci se trouve surtout localisée aux bords de l'orifice et diminue à mesure qu'on s'élève sur la continuité de l'organe pour être complètement remplacé au niveau de la rupture par de l'œdème.

Pour M. Wallich ce sont là des phénomènes du même ordre, infiltration sanguine et œdème sont la conséquence d'un même fait : la congestion passive poussée dans ces dernières limites et produisant ici de l'œdème, plus loin de l'infiltration sanguine. Si nous rappelons les circonstances de l'observation, la tête du fœtus était volumineuse, très engagée, presqu'à la vulve, mais encore dans l'excavation, n'ayant pas encore accompli son mouvement de rotation, fortement enclavée On peut très bien émettre l'hypothèse que l'utérus enclavé dans son segment inférieur dans le bassin, comprimé entre la paroi osseuse de celui-ci et la tête fœtale, ait été l'objet d'une congestion passive, aboutissant en dernière analyse, à une infiltration sanguine et à un œdème. Alors les éléments constitutifs du col, les fibres musculaires dissociées, ayant perdu toutes leurs fonctions, ne forment pour ainsi dire que la charpente d'un caillot au niveau de l'orifice du col et des travées traversant un œdème. Les contractions utérines s'arrêtent, deviennent moins énergiques, plus rares, irrégulières ; *le col est pour ainsi dire figé dans cet état*, la tête ne progresse plus, elle a parcouru l'excavation, mais les contractions sont insuffisantes pour amener sa rotation en O.P. ou en O.S. L'état du col n'a aucune raison pour changer, l'œdème pour disparaître, l'infiltration sanguine pour se résorber. Tout cela jusqu'au moment où la contraction se réveille après une nuit de calme devient active, fréquente, énergique, le col et le segment inférieur ne représentent plus qu'une masse sanguine et œdématiée, leurs éléments nobles sont dissociés, ce n'est plus un organe contractile, dilatable, musculaire, il ne peut que se rompre devant la poussée utérine et il se rompt au niveau de son point le plus faible, où la dissociation de ses éléments est la plus complète, au niveau des parties œdématiées.

Dans la 2e observation de M. Wallich les lésions sont nulles, on ne constate ni infiltration sanguine, ni œdème, le col, du reste, n'avait que peu changé d'aspect, mais dans ce cas-là il n'était pas enclavé comme dans le cas précédent, le col ou plutôt le segment inférieur étant sans doute moins comprimé entre les parois osseuses et la tête fœtale, et, du reste, ce col au moment où les contractions utérines sont devenues suffisantes s'est dilaté, et *s'est dilaté à ce moment seulement*, c'est-à-dire un certain nombre d'heures après que les incisions avait été pratiquées.

Les conclusions du travail de M. Wallich sont les suivantes :

« Des faits précédents on peut tirer les conclusions suivantes :

« Dans deux cas où la dilatation du col de l'utérus ne s'est pas « effectuée complètement pendant le travail, et pouvant à première

« vue, rentrer dans lcatégorie des faits de rigidité dite anatomique
« du col, l'examen a démontré :

« 1° Que le col de l'utérus ne portait pas les traces d'altérations
« essentielles primitives, pouvant correspondre à l'état de rigidité
« anatomique;

« 2° Qu'une inertie utérine caractérisée par la rareté et l'irrégularité
« des douleurs peut-être énergiques, doit être le facteur principal de
« la non dilatation du col, au milieu de circonstances défavorables :
« telles que ruptures de membranes à un moment éloigné de la dila-
« tation complète, infiltration sanguine et séreuse du col due à la
« compression prolongée exercée par la tête fœtale.

Nous voyons qu'il est une objection à faire à cette manière de voir. Aucune lésion histologique n'a été rencontrée dans la fibre musculaire, mais celle-ci ne peut-elle pas être le siège d'une altération encore inconnue ou même mieux frappée d'un trouble fonctionnel, ou de ce qu'on a pu appeler dans un autre ordre d'idées en pathologie nerveuse des lésions sine materia. Pour le moment, étant donné que ces fibres musculaires n'étaient le siège d'aucune altération connue, nous pensons que les faits indiqués par M. Wallich pour fournir l'explication dans ses observations, des phénomènes de rigidité à savoir : inertie, rupture prématurée des membranes ont aussi leur valeur. Nous avons tenu, avant de nous faire une religion définitive sur le sujet, à rechercher si, dans les faits publiés, on pouvait rencontrer dans les circonstances cliniques des faits pouvant se ramener à cette manière de voir.

C'est ce qui fera l'objet de la suite de ce travail.

II

Historique. — Symptômes.

Mais avant d'entrer dans l'étude des faits passons en revue ce qu'en ont dit les auteurs.

« La rigidité de l'orifice utéro-vaginal, disait Mme Lachapelle, est assez fréquente et on la rencontre souvent avec l'inertie par épuisement, soit comme cause, soit comme effet.

« De même que l'inertie, la rigidité de l'orifice nécessite souvent les secours de l'art pour l'extraction du fœtus, mais elle peut parfois être surmontée par les seuls efforts de la nature. En effet, de même que l'inertie, la rigidité n'est souvent que temporaire et quelques médications émollientes comme les bains, la saignée peuvent abréger la durée.

« Dans d'autres circonstances (1) c'est l'orifice interne ou cervico-utérin qui offre cette résistance, ce qu'on voit particulièrement dans les accouchements prématurés.

« Ce même orifice ainsi que le précédent paraît aussi se contracter spasmodiquement même après avoir été dilaté. Je dois faire remarquer cependant que fort souvent après avoir fait la version du fœtus et extrait la totalité du tronc on attribue mal à propos la difficulté qu'on éprouve à extraire la tête à cette constriction spasmodique de l'orifice interne sur le col de l'enfant. Fort souvent la déviation vient de la direction très postérieure de la tête et de la présentation de son grand diamètre au plus petit diamètre du détroit supérieur.

« Le resserrement du même orifice sur le col de l'enfant après que la tête a pénétré dans l'excavation me paraît encore plus illusoire et je crois qu'il en est de même pour l'enclavement des épaules; si dans ces circonstances la tête a paru souvent s'arrêter, c'est toujours

(1) Mme LACHAPELLE. Vol. III, p. 298.

l'inertie de l'utérus qui en est cause, si le forceps éprouve une grande résistance c'est qu'il était mal appliqué.

« J'ai quelquefois trouvé entre les deux orifices un rétrécissement circulaire formant comme une troisième ouverture au milieu du col, d'autres fois une bride, une sorte de pli semblant doubler l'orifice externe. Il est bien plus ordinaire de voir cet orifice conserver une épaisseur, une dureté assez considérables et résister aux contractions utérines, soit que cet effet soit dû à une sorte de spasme, soit qu'on doive le regarder comme une *disposition organique particulière*. Cet état que je nomme *rigidité* me paraît résulter d'une disposition analogue à celle du deuxième genre d'inertie utérine dont j'ai parlé plus haut. »

« *La rigidité du col,* dit Baudelocque (1), *et sa rétraction spasmodique me semblent une même chose.* Dans cet état l'orifice utérin est mince, tendu, sensible au toucher, et cède très lentement à la contraction. Cette disposition est extrêmement fréquente, c'est certainement la cause la plus ordinaire du travail lent. Les bains sont un excellent moyen de les combattre.

On a proposé les saignées générales dont l'utilité est fort contestable; les onctions belladonées qui peuvent être dangereuses; enfin, comme dernier recours, les déchirements multipliés du col. »

« *Sans aucune modification de structure*, par simple rigidité, l'orifice utérin peut n'être pas disposé à s'ouvrir ou à se dilater et retarder ainsi l'accouchement. Loin d'être aussi mou qu'à l'état normal dans l'intervalle des contractions, il présente un bord raide, tendre comme une corde de boyau; il est aussi moins sensible au toucher. Souvent les douleurs sont en même temps faibles et rares, et l'orifice paraît ne pas se dilater, par suite d'un état vicieux de la contractilité utérine. »

Gardien, Capuron parlent de la rigidité sans en fournir d'explication. Nægele de même.

Velpeau disait: « le col est dur et non malade ».

Cazeaux et Tarnier (Traité d'accouchements, p. 718-19) disent que « La rigidité du col, qu'on appelle encore rigidité anatomique mécanique, est beaucoup plus rare que le spasme du col utérin, que l'on désigne souvent sons le nom de rigidité spasmodique. Dans la rigi-

(1) BAUDELOCQUE. *L'Art des Accouchements.*

dité anatomique, *les fibres du col semblent avoir une résistance extraordinaire que nulle altération ne peut expliquer*, c'est une espèce de résistance passive en vertu de laquelle le col ne cède pas à la dilatation. Son tissu paraît dense et pourrait être comparé à du *cuir imbibé de graisse*. Le travail se prolonge sans que l'orifice se dilate, celui-ci conserve au contraire une certaine épaisseur, c'est en vain que les contractions utérines se succèdent et que la femme s'épuise en d'inutiles efforts. Il ne faut pas confondre cet état anatomique du col avec un orifice qui reste simplement épais, parce que les contractions utérines sont insuffisantes, mal dirigées ou annihilées par un obstacle mécanique à l'engagement du fœtus. »

« Dans certaines circonstances les fibres du col et de l'utérus semblent donc avoir une résistance extraordinaire. Bien qu'elles n'offrent aucun des caractères que nous allons indiquer, comme appartenant à une rétraction inflammatoire et spasmodique.

« Cette résistance du col se rencontre surtout chez les femmes trop jeunes, chez celles qui sont âgées et qui accouchent pour la première fois, ou bien lorsque le travail s'est déclaré prématurément. Il est un symptôme qui pourrait faire soupçonner cette rigidité du col, c'est celui que l'on appelle ordinairement douleurs des reins, douleurs qui ont toujours paru à Mme Lachapelle une conséquence de la rigidité de l'orifice externe, soit qu'elle éprouve alors une sorte de crampe, maintenant par la rigidité l'effort des contractions utérines, il souffre plus quand il est ramolli. Les bains très longtemps prolongés et employés dès le début du travail et la saignée du bras si l'état général ne s'y oppose pas sont tous les moyens qu'on doit alors employer. »

« Du reste cette lenteur excessive se manifestant dès le début du travail, c'est-à-dire à une époque où les membranes sont encore intactes ne compromettant en rien la vie du fœtus, est seulement pour la mère la cause d'une fatigue excessive. Ainsi, à moins de complications accidentelles et graves il n'y a guère qu'à prendre patience. On comprend cependant que si le travail se prolonge par trop et de manière à compromettre gravement par sa durée la vie de la mère il serait opportun de pratiquer quelques incisions sur les parties latérales du col.

« La rigidité du col, dit Barnes (1) est plus rare qu'on ne le sup-

(1) R. Barnes. *Leçons sur les opérations obstétricales*. Traduction Cordes, 1873, p. 78.

pose généralement. Très fréquemment si l'orifice ne se dilate pas, c'est que la partie qui se présente ne presse pas sur lui ; mais si les membranes sont rompues prématurément, et que la partie qui se présente presse directement sur l'orifice avant que la dilatation ait commencé l'irrite fréquemment, et amène le spasme annulaire.

« Avant de passer à la deuxième cause de la rigidité, examinons *quelles sont les forces qui dilatent l'orifice*. Cette étude mettra en lumière les causes et la pathologie de la rigidité, et nous fournira d'utiles indications pour le traitement. Quelques auteurs soutiennent que l'orifice est dilaté par la contraction des fibres longitudinales, qui en tirent les bords vers le fond de l'utérus : je doute que cette action contribue pour beaucoup, à l'élargissement de l'ouverture. C'est un fait d'observation que l'orifice ne s'élargit pas sensiblement tant que la poche des eaux ou la tête du fœtus ne presse pas sur lui ; elle dilate mécaniquement l'orifice, comme un coin inerte par lui-même, mais poussé par les contractions utérines et les muscles abdominaux.

« Soumises à cette force excentrique les fibres du col, tout comme celles du sphincter anal ou vésical sous la pression qui vient d'en haut, la dilatation est le résultat de la *vis à tergo* exercée par le corps de l'utérus et les muscles abdominaux sur la résistance exercée par le col. Quelquefois l'harmonie entre ces deux forces est troublée, la force active ou la résistance est excessive ou bien la résistance devient une action, et la force devient inefficace. C'est un transport de l'énergie du corps utérin sur le col, une vraie métastase, causée souvent par une version dans l'ordre des phénomènes d'accouchement.

« Si, par exemple, les eaux percent trop tôt, la partie qui se présente pressera trop tôt aussi sur le col et transformera sa résistance normale.

« Ce désordre nerveux qui transporte sur le col la force nerveuse que devait garder le corps, paralyse ce dernier, d'autre part le col lui-même congestionné et épaissi par cette irritation et cette pression désordonnée, ne peut plus se dilater. »

J.-A. Doléris (1) croit que la rigidité du col peut se présenter dans les cas suivants :

(1) Doléris. Des fausses rigidités du col utérin pendant l'accouchement. *Nouv. Arch. d'Obstétrique et de Gynécologie.*

1° Dans les cas de spasme appelé rigidité spasmodique.

2° Une seconde espèce comprenant les cas dans lesquels la rigidité se produit sous l'influence d'un état pathologique du col néoplasique inflammatoire.

Dans ce groupe on pourrait placer une variété de sclérose du col due à la syphilis.

3° La rigidité dite anatomique qui serait surtout le fait des primipares âgées.

M. Doléris n'admet pas cette troisième variété, malgré qu'elle est classique, il dit, qu'il n'y a pas un changement anatomique avec les progrès de l'âge qui puisse rendre plus lent le travail. Chez une vieille femme primipare la constitution anatomique du col est la même que chez une jeune femme primipare, s'il y a une infiltration quelconque ou si le tissu du col se laisse envahir par un tissu étranger la rigidité, si elle se montre, sera *pathologique ou organique*. Les cols décrits par les classiques sous la dénomination de rigidité anatomique seraient donc des cols malades, ou bien ce sont des cols transformés pendant le cours du travail par la marche lente de l'accouchement.

M. Doléris avait déjà exposé ces idées dans un mémoire publié en 1885 et, depuis lors, il n'a pas changé ses idées à ce sujet. J'ai classé les faits, dit-il, et je n'ai pas trouvé de démentis jusqu'à ce jour.

J'ai vu, dit M. Doléris, des obstacles du col autrement résistants que la rigidité anatomique classique, céder devant un utérus énergique qui se contracte régulièrement. J'ai vu, par contre, souvent, la prétendue rigidité anatomique, se montrer après un travail lent, traînant, mal dirigé par un utérus paresseux, ou empêché par des obstacles extrinsèques trop considérables et impossibles de vaincre.

« J'ai toujours vu le retour normal des contractions triompher aisément de ces cols devenus rigides, très rigides même ; et, dans le cas d'obstacles qu'il était au pouvoir de l'accoucheur de faire disparaître, je n'ai éprouvé qu'une fois l'obstacle écarté, que le col restât un empêchement sérieux à la terminaison de l'accouchement.

« Donc mes idées à ce sujet n'ont pas varié et je ne me rappelle pas avoir été obligé depuis deux ans d'inciser un col rigide.

« En un mot, je n'admets pas plus aujourd'hui qu'alors la variété dite *anatomique* de la rigidité du col, et je pense qu'il est bon que chacun, lorsque les circonstances se présenteront, s'applique à chercher une origine plus réelle au phénomène clinique, qui, je le répète, reste absolument vrai.

« Tout le monde sait quelle valeur thérapeutique les anciens et les modernes accordent au grand bain répété dans le cas de résistance anatomique du col, je me demande comment ce simple fait de l'efficacité d'un agent de cet ordre, ne les a pas détournés de l'idée que la résistance du rebord cervical était moins en jeu que l'action contractile de l'utérus. Je ne suppose pas qu'ils attribuent à l'eau de bain la faculté de ramollir le tissu cervical. Il y aurait bien des réponses à faire à cette singulière interprétation ! Tout ce qu'on peut admettre c'est la reprise des contractions et leur régularisation par suite de l'action balnéaire. Mais cette action est bien sur le corps de l'utérus et non sur le col. »

M. Doléris donne ensuite quelques observations à l'appui de son opinion.

« La rigidité (1) peut être le résultat du travail et devient pour cela un obstacle sérieux à la terminaison régulière et heureuse. D'autres fois, elle est primitive dès le début du travail, le col sans être autrement malade, induré, épaissi et bosselé ne se ramollit pas et reste absolument fermé.

« Les douleurs, indices, de bonnes contractions ne font pas défaut elles se renouvellent et se prolongent sans que les dimensions de l'orifice augmentent. Le col reste impassible. D'autres fois, c'est après un certain temps, deux ou trois heures par exemple, qu'un commencement de dilatation va s'arrêter et faire place à une sorte de resserrement actif.

« Dans certains cas, l'intensité de la résistance coïncide avec des douleurs très vives à forme névralgique, s'irradiant vers la région lombaire, abdominale, vers les cuisses, s'accompagnant d'une excitation nerveuse des plus pénibles. La parturiente s'agite, se jette de côté, ne trouve aucune position bonne et réclame avec insistance qu'on la délivre. La température locale et générale, s'élève. Le pouls s'accélère, la soif est vive, il survient quelquefois alors des vomissements pendant lesquels on a vu un violent effort amener la dilatation brusque du col et la prompte terminaison de l'accouchement. Le diagnostic différentiel et le pronostic de ces résistances du col ne sont pas

(1) BACHAUMONT. *Dict. encycl. des sc. médic.*

toujours faciles, surtout au début. Elle devient à un moment donné, très importante à préciser dans l'intérêt de la mère et de l'enfant, dont le sort peut être facilement compromis si le travail se prolonge au delà d'un certain temps, absolument comme s'il s'agissait d'une angustie pelvienne.

« On devra ausculter, avec soin de temps en temps pour s'assurer de la force et de la fréquence des bruits du cœur du fœtus. En même temps, sans multiplier les explorations et en les interdisant complètement aux élèves, si l'on est dans une maternité, il importe de suivre de très près les modifications que la prolongation du travail détermine dans ce col anormalement résistant. Toucher dans l'intervalle des contractions utérines ne suffit pas, il faut pendant quelles se font sentir, explorer aussi, et apprécier ce que deviennent non seulement les bords de l'orifice, mais à une certaine distance la base du col, qui est plus souvent qu'on ne le croit le siège du resserrement ou de la persistance spasmodique. Il ne faut pas craindre d'aller loin et de toucher haut, surtout si l'enfant commençant à souffrir sérieusement, on jugeait à propos d'intervenir avec le forceps ou par la version. Autrement on s'exposerait à des surprises désagréables à des résistances inattendues et à de graves traumatismes.

« Avant d'aborder le traitement, il est très important de ne pas se faire illusion, en croyant trouver, ce qui arrive encore assez souvent, une résistance spasmodique anormale du col, là ou tout simplement existe un peu de rigidité. Tous les cols ne se ressemblent pas chez les parturientes pour la forme de volume, la consistance et la souplesse, vis-à-vis des contractions du corps utérin. Celles-ci, plus ou moins fortes et soutenues, surtout si la poche des eaux a été rompue de très bonne heure ne donnant pas les mêmes résultats. Souvent un réveil énergique des douleurs triomphe d'une résistance qu'on croyait insurmontable. Et nous devons ajouter que, dans bien des cas, l'imagination de l'accouchée aidant, on a facilement trouvé une rigidité anormale là où n'existait qu'une lenteur tout à fait physiologique. Il fallait tout simplement observer et attendre pour voir la cessation d'une lutte qui n'était en réalité qu'un temps de repos. »

« Il existe, a dit M. Porak (1), deux facteurs qu'il est assez difficile de dissocier pour apprécier la rigidité du col.

(1) PORAK. *Société obstétricale*, juin 1890.

« Ils résident dans l'opposition qui règne entre la contractilité des fibres longitudinales du corps de l'utérus et la résistance des fibres circulaires du col. Une résistance identique du col pourra être vaincue plus ou moins facilement suivant la puissance de la contractilité du corps de l'utérus. C'est justement dans l'appréciation de ces cas divers qu'il faut chercher la définition de la rigidité anatomique du col.

« La rigidité anatomique consiste en une résistance du col telle que l'accouchement présente les troubles du travail prolongé.

« Or, elles s'accompagnent tantôt de douleurs très vives accompagnant les contractions ordinairement irrégulières de l'utérus, tantôt de l'éloignement ou de l'amoindrissement des contractions utérines, c'est-à-dire d'un certain degré d'inertie. Enfin, lorsque les contractions sont tout d'abord énergiques, l'inertie s'établit consécutivement. »

En résumé, nous voyons que cette question de la rigidité du col a, depuis longtemps, inquiété les accoucheurs. Le nom de rigidité anatomique semble surtout avoir été réservé aux cols infiltrés représentant la consistance du « cuir imbibé de graisse », la variété spasmodique aux cols non modifiés. Nous avons vu que Baudelocque considérait ces deux variétés comme une seule et même chose. L'interprétation est-elle juste. Dans la catégorie des faits de cols infiltrés, l'infiltration est secondaire sans doute à la compression prolongée, comme nous l'avons bien vu dans le chapitre précédent; dans l'observation de M. Wallich. Dans la deuxième catégorie des faits, où l'on trouve le col tendu, dur, mince, non dilatable, a-t-on bien affaire à un spasme, et ce spasme est-il assez puissant pour résister à la contraction ? Cela est possible, mais dans nos recherches nous en avons trouvé bien peu d'exemples et il faut croire que ce phénomène avait des chances d'être observé plus fréquemment à l'époque où on donnait encore du seigle ergoté pendant l'accouchement. Il n'est pas rare de voir une femme en travail pendant un certain temps, le col est effacé, la dilatation commence puis le travail s'arrête et il y a comme on dit « rétrocession du travail, » le col effacé se referme jusqu'à ce que les contractions réapparaissent de nouveau et avec elles la dilatation et l'effacement. Ces faits là appartiennent-ils au spasme du col où sont-ils la conséquence de la cessation de la contraction utérine. Cela paraît bien plus probable. Toutefois il est un accident décrit sous le nom de tétanisme utérin, d'observation assez rare dans lequel l'utérus est constamment contracté, peu douloureux quelquefois, le col est effacé, mais ne se dilate pas. Nous avons eu l'occasion d'observer un cas de ce genre chez une primipare jeune dans le service de M. Champetier de Ribes à la maternité de Tenon, suppléé à ce moment par M. Bonnaire. La femme avait un col effacé, dilaté comme une pièce de cinquante centimes, l'utérus dur, d'une façon intermittente mais encore assez fréquente et douloureux, mais sans que toutefois ces phénomènes aient l'intensité qu'ils atteignent dans un travail véritable et normal. Cet état dura plusieurs jours sans modification du côté du col. M. Bonnaire prescrivit à la femme du chloral, et bientôt ces phénomènes disparurent, et dans la journée même où le traitement calmant fut appliqué la femme accoucha.

Mais dans ces cas-là, on est bien forcé de le reconnaître, l'obstacle ne vient-t-il pas aussi bien de tout l'utérus, que du col lui-même, l'irrégularité de la contraction dans sa fréquence et dans sa forme n'estelle pas la véritable cause de la lenteur du travail ? Ce sont les faits qui vont nous répondre, nous avons pu en trouver et en réunir un certain nombre et nous n'aurons d'autres conclusions que celles qui se dégageront de leur étude.

III

Recherches dans les observations des causes de la rigidité.

Nous venons de voir que le col atteint de rigidité dite anatomique ne présente pas de lésions histologiques, et que, même dans l'esprit des auteurs, en dehors de toute constatation écrite on trouve que l'accident survient sur des cols ne présentant aucune altération. Quelle est donc cette modification du col qui ne peut pas être mise sur le compte d'une altération anatomique, et qui ne peut pas toujours être la conséquence d'un trouble fonctionnel, spasme, contracture. Est-ce la fibre musculaire qui perd de ses propriétés, qui perd la faculté de se dilater, sous une force qui d'habitude surmonte sa résistance ? Nous avons voulu chercher à nous former une opinion et nous avons voulu la tirer des faits eux-mêmes. Nous avons vu qu'on ne croyait pas à une lésion, on n'a pas démontré qu'il y eût un trouble de la fonction musculaire du col. Nous pensons que la question gagnerait à être posée autrement. En effet, dans presque toutes les observations de rigidité anatomique spasmodique, *on a conclu de ce que le col ne se dilatait pas, qu'il n'était pas dilatable*, or pour que le col subisse une dilatation pendant le travail, il faut qu'un certain nombre de facteurs entrent en jeu : la contraction utérine, la poche d'eau, la descente de la partie fœtale.

Lorsque toutes ces conditions se trouvent réunies la dilatation du col de l'utérus s'opère normalement, graduellement, dans un temps normal.

La contraction utérine, est le phénomène essentiel, elle doit être soutenue, énergique, fréquente, sous son influence la poche d'eau bombe et, à la façon d'un coin, pénètre dans le col qui se dilate.

La partie fœtale qui se présente descend dans l'excavation, appuie aussi sur les parties inférieures de l'utérus pour les dilater.

Si cette dernière circonstance, descente de la partie fœtale, vient à manquer, la dilatation s'opère plus lentement, mais s'opère.

Dans les rétrécissements rachitiques du bassin, la dilatation s'opère avec assez de lenteur, mais cette lenteur acquiert son maximum, et le travail dure très longtemps si la poche des eaux s'est rompue prématurément.

Enfin, les progrès de la ditatation doivent être intimement liés a la fréquence et à l'énergie des contractions utérines. Si celles-ci sont faibles et rares, irrégulières, ni la poche d'eau ni le fœtus ne viendront dilater le col. En résumé, nous croyons et nous allons chercher à le démontrer que dans bon nombre de cas, *la dilatation du col s'arrête non pas parce que celui-ci n'est pas dilatable, mais parce qu'il n'est pas dilaté.* Le col, suivant l'expression de M. Doléris, reflète l'état de l'utérus tout entier, de la même manière que l'état saburral de la langne indique l'existence d'un catarrhe stomacal. Nous venons de rappeler rapidement les principaux facteurs de la dilatation du col, nous allons maintenant rechercher, en étudiant les faits, quels sont ceux d'entre eux où ces facteurs ont fait défaut dans le cas où la dilatation du col s'est opérée lentement.

Observation I. — *L'accouchement rendu difficile par la rigidité de l'orifice de la matrice* (Smellie) (1).

En 1731, je fus appelé au secours d'une femme âgée de plus de quarante ans, en travail de son premier enfant, qui était depuis deux jours dans une espèce de travail, quoiqu'à l'entendre et selon le calcul de la sage-femme elle eût encore trois semaines ou un mois à courir avant que d'être arrivée à son terme. Les membranes se rompirent vers les six heures du soir, et comme elle demeurait loin de moi, je ne pus me rendre chez elle que le lendemain matin, environ vers les quatre heures; pour lors, la sage-femme me dit que quand les membranes avaient été rompues, la malade avait eu de temps à autre de fortes douleurs, mais que ces douleurs n'avaient pas ouvert l'orifice de la matrice comme il arrive d'ordinaire, et qu'elle avait peur de voir sortir tout ensemble par l'orifice externe, la matrice et tout ce qui y était contenu. Je pris le temps d'une douleur pour m'assurer de ce qui en

(1) Smellie. *Traité de la théorie des accouchements*, traduit par Bréville.

était, et pour lors je trouvai l'*orifice de la matrice ouvert du diamètre d'un petit écu ou environ*, moins épais, tendre et chassé d'environ un demi-pouce au dehors, de l'*orifice externe qui était fort dilaté*. Je reconnus en même temps que l'enfant présentait la tête. Il y avait un grand feu tout autour de l'orifice de la matrice et la malade se plaignait d'y sentir de vives douleurs, même dans le temps qu'elle n'était point tourmentée par celles de son travail. Cette femme était assez mince, mais d'un tempérament fort et assez vigoureux, elle avait le pouls vif, plein et dur, la peau chaude et sèche et on me dit que pour mieux soutenir son travail elle avait pris, de temps à autre, des cordiaux, tels que le vin blanc et autres liqueurs spiritueuses. Après avoir bien examiné et réfléchi mûrement sur toutes ces circonstances et sur l'état de la malade je conclus que les obstacles qui s'opposaient à son accouchement *venaient de la rigidité de l'orifice interne*, d'autant plus qu'elle n'avait pas toujours été en grande partie couchée, et qu'elle n'avait point été fatiguée je conclus encore que la tête de son enfant devait être petite, puisqu'elle avait poussé l'orifice de la matrice si bas. A l'égard de la fièvre on pouvait bien l'attribuer à l'usage indifférent qu'elle avait fait de liqueurs spiritueuses.

En conséquence je lui fis tirer deux onces de sang au bras, je la fis boire quantité d'eau d'orge, je la fis garder le lit, couchée sur un côté, les fesses un peu plus élevées que le corps, et à chaque douleur je contenais la matrice et la tête avec mes doigts, afin de contre-balancer par ce moyen et de ralentir la violence de ces efforts. Toutes ces précautions lui furent d'un grand secours, elle dormit quelques heures et sua copieusement : l'orifice de la matrice devint plus mollet et plus souple et quand il fut bien ouvert, je le fis remonter doucement avec mes doigts tout autour de la tête qui coula alors aisément, et se trouva ainsi délivrée, j'usai des mêmes précautions pour dégager les épaules et le corps, ensuite je recommandai à la sage-femme de la faire garder le lit plus longtemps qu'on ne fait ordinairement et je conseillai à la malade de ne faire aucun exercice violent pendant longtemps après qu'elle serait en état de marcher, afin de prévenir les chutes de vagin ; j'appris depuis que cette femme s'est parfaitement bien rétablie et qu'il ne lui est survenu aucune incommodité.

La femme a plus de 40 ans, primipare, Smellie nous dit qu'elle est depuis deux jours en travail, lorsqu'il la voit à 4 heures du matin, *la rupture des membranes* avait eu lieu à 6 heures du soir, la veille. Il trouve l'orifice interne de la matrice souple et dilaté comme un petit écu, l'orifice externe fort dilaté.

Nous ne retrouvons pas dans le cas le type de la rigidité anatomique, nous trouvons un col qui a été lent à s'effacer, mais *des douleurs très irrégulières*, irrégularité peut-être due à l'abondance de boissons alcooliques, comme nous le verrons plus loin dans une observation de M. Doléris.

Observation II (Smellie) (1)

J'étais appelé pour accoucher une femme, jeune personne qui n'avait pas plus de quinze ans, en travail de son premier enfant. Il présentait la tête. La tête, les membranes, qui avaient dilaté par degrés l'orifice interne avançaient directement vers l'orifice externe que j'espérais qu'elles allaient dilater aussi, *mais elles se rompirent au moment qu'elles vinrent toucher sur cette partie.* Pour lors la tête avança et repoussa les parties basses en forme de grosse tumeur de cinq pouces de diamètre, de manière que le périnée était fort aminci et avait cinq doigts d'étendue, cependant *l'orifice interne était très peu dilaté et les douleurs étaient si fortes* que je fus obligé de soutenir les parties avec ma main pour empêcher que la fourchette ne se déchirât et afin de donner à l'orifice externe le temps de se dilater par degrés, en diminuant par ce moyen la violence des efforts de la tête contre lui. Voyant que les douleurs étaient devenues constamment à cinq ou dix minutes d'intervalle les unes des autres pendant une heure, sans opérer aucun changement, je crus qu'il était nécessaire de donner à la malade un opiat dont l'effet put les ralentir afin d'avoir le temps de lubrifier les parties avec quelque pommade et de dilater doucement l'orifice externe avec mes doigts. Avec ces précautions, cet orifice se dilata par degrés de manière à laisser passer librement la tête, sans aucune déchirure des parties.

Dans cette observation, on peut interpréter les faits de la façon suivante.

Les douleurs sont vives au point d'amener la tête au périnée, mais le col résiste, nous avons ici de la rigidité, mais *les membranes sont rompues depuis longtemps* et c'est la tête et non la poche des eaux qui reste chargée d'opérer la dilatation du col. On sait combien la difficulté est plus grande dans ces cas ; la forme de la tête se prête

(1) Smellie. *Loc. cit.*

moins au rôle de coin que joue si bien la poche des eaux, le segment inférieur de l'utérus se distend ici surtout en arrière où la tête appuie principalement. Il se forme une véritable dilatation sacciforme qui ne cesse que lorsque Smellie, parvient à rapprocher l'axe de l'orifice du col de celui du sommet, mais nous ne voyons pas là une rigidité essentielle soit anatomique, soit spasmodique.

OBSERVATION III (SMELLIE) (1). Communiquée par M. AUSTIN, docteur en médecine à Edimbourg, en 1749.

M. Austin fut appelé au secours d'une jeune femme en travail de son premier enfant, qui eût de violentes douleurs *depuis mardi jusqu'à samedi*, qu'enfin elle accoucha. Pendant tout ce temps, la tête se trouva forcée dans le bassin et les os du crâne restèrent croisés les uns par-dessus les autres dans le vagin pendant vingt-quatre heures. Environ deux heures avant qu'elle accouchât, M. Austin se mit en devoir d'introduire le forceps, mais il s'en désista, et ne jugea point à propos de s'en servir, parce que les douleurs devinrent plus fortes et qu'il crut l'enfant mort. Il y avait en effet beaucoup d'apparences qu'il devait en être ainsi, cependant au bout de quelques minutes il fut agréablement surpris en le voyant encore en vie ; il s'est même fait assez bien nourrir et la mère s'est très bien rétablie et cela presque deux jours après son accouchement. Il fut obligé d'introduire le cathéter au moyen duquel il lui fit rendre cinq pintes d'urines.

Rien dans cette observation ne nous dit que l'obstacle soit venu du col. La compression de la tête semble plutôt faire penser ici à une malformation du bassin, mais à cette époque les notions que l'on possédait à ce sujet, étaient loin d'avoir la précision de celles que nous avons aujourd'hui.

OBSERVATION IV (Mme LACHAPELLE) (2)

Charlotte Uz..., âgée de 18 ans, sanguine, forte, enceinte pour la première

(1) SMELLIE. *Loc. cit.*
(2) Mme LACHAPELLE. *Loc. cit.*

fois et à terme, ressentait depuis deux heures les douleurs de l'enfantement lorsqu'elle arriva à l'hospice, le 24 ventôse an XII, à midi ; *les membranes s'étaient rompues le matin, les douleurs étaient faibles* et l'orifice ouvert de six à huit lignes, la partie présentée par le fœtus était très élevée, ce ne fut que le lendemain à sept heures du matin qu'elle se trouva assez basse pour qu'on pût reconnaître les fesses, en première position c'est-à-dire les lombes en avant et à gauche, etc. Un demi-bain fut administré à la malade suivi d'un lavement, les douleurs néanmoins ne se réveillèrent que le soir, mais l'orifice utérin, le vagin même et la vulve étaient peu dilatables, le bain fut répété, il ramollit toutes ces parties, de sorte que la dilatation commença à s'opérer sous l'influence de contractions médiocres.

Le 26 au matin, application d'un nouveau bain et de plusieurs lavements. Dès lors nouveau progrès, marche graduelle et accouchement spontané à 1 heure après midi.

L'enfant ne donna aucun signe de vie ; la mère depuis quatre jours n'en sentait plus les mouvements ; un peu de fièvre suivit l'accouchement, mais elle fut sans conséquences et la femme resta bien portante le septième jour.

Dans ce cas, nous trouvons une *rupture prématurée des membranes* avec présentation du siège, *des douleurs faibles*, raison bien suffisante pour expliquer la non dilatation qui finit par se produire deux jours plus tard, lorsque les douleurs devinrent suffisantes.

Observation V (Mme Lachapelle) (1)

Tempérament sanguin, constitution faible. Travail commence le 4 décembre 1815 au matin, orifices à bords durs et épais, *membranes rompues, douleurs assez fortes*, tête assez basse, première position de vertex. Le travail dura quatre jours sans aucun progrès, la saignée, les bains, etc, ne ramollirent point l'orifice. Le quatrième jour une nouvelle quantité d'eau s'écoule et les douleurs suspendues depuis assez longtemps reprennent l'énergie ; mais elles ne font que *dilater un peu l'orifice, de façon à permettre l'application du forceps*. Cet instrument fut introduit comme de coutume, en commençant par la branche gauche et conduisant avec soin les cuillers jusque dans l'orifice utérin. L'enfant qui fut amené ainsi était un garçon vivant et du poids de

(1) Mme Lachapelle. *Loc cit.*

six livres. Délivrance naturelle mais suivie d'une hémorrhagie interne, suite ordinaire de l'inertie par épuisement; les moyens connus la réprimèrent mais il y eut des syncopes et un affaiblissement extrême. Dans les jours suivants prodromes de péritonite, fièvre.

Rupture prématurée des membranes, mais le quatrième jour « les *douleurs suspendues depuis assez longtemps reprennent de l'énergie* ».

La dilatation n'est que suffisante, dit Mme Lachapelle, pour une application de forceps, mais c'est peut-être un beau résultat que d'obtenir une belle dilatation et pour prouver que l'obstacle ne se trouvait pas primitivement essentiellement dans le col. Les tractions faites après le forceps appliqué ont pu faire gagner une heure, peut-être deux, mais il n'y a pas combattu une rigidité vraie tenant à la nature du col lui-même. Faiblesse. Ces symptômes avaient disparu le douzième jour.

Observation VI (Mme Lachapelle) (1)

Constitution forte, 24 ans, grossesse pénible, points douloureux dans le thorax.

Premières douleurs le 10 octobre 1818 à midi, *membranes rompues, douleurs fortes, orifice à peine entr'ouvert et d'une dureté cartilagineuse*. La saignée, les demi-bains, les injections mucilagineuses n'eurent aucune utilité. Vers le soir, du côté droit, le bord de l'orifice s'amincit, puis s'échancre ; *à minuit suspension complète de douleurs*. Je crus devoir alors terminer l'accouchement. Le forceps fut appliqué comme pour la première position de vertex, et donna naissance à un garçon du poids de sept livres : il offrait à peine quelques signes de vie et l'on chercha en vain à le ranimer. Après l'accouchement, je reconnus *qu'il s'était formé à l'orifice plusieurs échancrures* dont je ne pus apprécier la profondeur. Le deuxième jour, frisson suivi de fièvre et de douleurs abdominales, symptômes gastriques. L'ipécacuanha, la saignée, les émollients, n'empêchèrent point les progrès d'une péritonite, qui enleva la malade le 14 octobre à neuf heures du soir.

(1) Mme Lachapelle. *Loc. cit.*

La rupture prématurée des membranes coïncidant avec les premières douleurs à midi, à minuit le col s'est aminci et *échancré* : douze heures n'ont par conséquent pas suffi à dilater le col sans le secours de la poche des eaux, d'autant plus qu'à minuit les douleurs s'arrêtent. Mme Lachapelle intervient alors et fait une application de forceps à travers un orifice insuffisamment dilaté et cet orifice se déchire. Encore dans ce cas-là nous ne voyons pas un obstacle né dans le col causant le retard du travail. L'explication des faits précédents est peut-être plus naturelle en les interprétant de la façon suivante : le col n'a pas résisté parce qu'il ne pouvait pas se dilater, mais parce qu'il était mal dilaté, par la partie fœtale sans poche d'eaux avec des contractions irrégulières de l'utérus.

Observation VII (Mme Lachapelle) (1)

Tempérament sanguin, constitution robuste, dix-huit ans, *bassin un peu resserré*, premières douleurs le 16, juin 1816 au soir. Le 17, matin, *douleurs faibles, orifice entr'ouvert, rigide*, tête extrêmement élevée et inaccessible au doigt.

Dans le jour, *douleurs plus fortes sans dilatation de l'orifice* ; abdomen fort sensible (saignée, bain entier). Le soir, orifice encore rigide, mais entouré d'un bord fort mince, et ouvert de douze à quinze lignes, tête plus basse. Dans la nuit, vomissements verdâtres, céphalalgie, soif ardente, fièvre intense. Le 18, matin, *douleurs puissantes*, rupture spontanée de membranes ; *progrès peu considérables, mais suffisants pour permettre l'application du forceps*. Cet instrument fut dirigé comme dans les deux cas précédents, la position étant absolument la même, et on y employa les mêmes précautions. Comme dans le cas précédent, l'enfant a donné quelques signes de vie ; mais nos efforts n'ont pu la lui conserver.

Le jour même, frissons, douleurs aiguës dans la région iliaque gauche, une potion huileuse très épaisse. Le deuxième jour, fièvre, céphalalgie, délire croissant de moment en moment, le troisième jour, mort dans la matinée.

Examen du cadavre : sérosité purulente entre les circonvolutions intestinales. Perforation d'un pouce de diamètre à la paroi postérieure de l'esto-

(1) Mme Lachapelle. *Loc. cit.*

mac; utérus volumineux; quelques taches gangreneuses à l'entrée du vagin et au col de l'utérus; une rupture, capable de recevoir l'extrémité du doigt, se voyait à la partie du col de la matrice qui répondait à l'angle sacro-vertébral. Ces dernières lésions étaient évidemment le fait du séjour de la tête en cet endroit, et de l'étroitesse du détroit abdominal du bassin.

Le bassin est *un peu resserré*, la partie fœtale ne s'engage pas, les *douleurs sont faibles*, le col n'a donc que peu raison de se dilater. Dans la journée les douleurs sont plus fortes et l'orifice finit par atteindre de douze à quinze lignes. Le lendemain matin, nous citons l'auteur, « *douleurs puissantes, progrès considérables* ». On peut en effet faire une application de forceps. La femme succombe, on lui trouve une perforation de l'estomac, mais aussi et surtout une rupture de l'utérus. Mme Lachapelle attribue cette rupture au séjour de la tête en cet endroit comprimant l'utérus au niveau du promontoire.

OBSERVATION VIII (DOLÉRIS) (1). — *Ralentissement du travail sous l'influence de l'ivresse alcoolique, épaississement et induration du col simulant la rigidité anatomique.*

Le mardi soir 16 février 1886, je suis appelé chez Mme E..., sage-femme agréée de l'Hôtel-Dieu, pour pratiquer sur une de ses pensionnaires une application de forceps nécessitée par une inertie de l'utérus.

Je me hâte et j'arrive. Il était neuf heures environ. La domestique m'ouvre la porte et me reçoit d'un air embarrassé, je pénètre dans la chambre de la femme en travail et je la vois étendue dans son lit dans un état de sommeil profond, d'où ma présence ne l'a pas tirée. La pièce exhale d'ailleurs une odeur caractéristique d'aldéhyde.

La sage-femme est assise à côté du lit, la tête appuyée sur l'oreiller, paraissant accablée de fatigue et un double ronflement accompagne la scène.

Au bruit de mon entrée elle se réveille lentement, s'empare de la chandelle qu'elle tient à demi renversée et vient vers moi en titubant, pendant que son visage prend une expression de gaie béatitude que je ne lui connaissais pas. Elle essaie de bredouiller quelques mots, sa langue pâteuse

(1) DOLÉRIS. *Loc. cit.*

s'embarrasse, ses yeux clignotent et se ferment ; elle laisse tomber la lumière et s'affaisse sur le parquet.

Elle était littéralement ivre !...

Je songe à la femme en couches et je constate une *résolution complète*, sommeil bruyant, stertoreux. J'essaie sans succès de la réveiller. Tous mes efforts réussissent à lui arracher quelques gémissements, à chacune de mes questions elle balbutie des mots incompréhensibles. La situation était claire, la patiente était aussi grise que celle aux soins de laquelle elle était confiée.

Le fils de la sage-femme entra dans ce moment et intervint, j'eus le mot de l'affaire. L'amant de la nommée E. était venu la visiter au début de sa couche, mais il ne s'était pas contenté de la réconforter de sa présence ; on avait fait force libations, et on s'était approvisionné pour le restant de la nuit, et le jour suivant de bouteilles destinées à soutenir la force de la parturiente pendant le travail et la restaurer ensuite. Six litres avaient fait les frais de la soirée, sous des formes diverses : vin chaud, vin à la française, etc, etc. La domestique me fournit amplement de détails. J'examine la malade et je trouve le corps de l'utérus flasque. Pas une seule contraction ne se produisit pendant mon séjour.

Je touchais la tête profondément engagée, emplissant complètement le bassin. Présentation O.I.G.A. La dilatation de l'orifice était intermédiaire à la dimension d'une pièce de deux francs et d'une pièce de cinq francs Ses bords étaient épais et rigides, l'enfant était vivant.

J'ordonnai qu'on laissât la femme cuver son vin jusqu'au matin et qu'à la première heure, on la transportât à mon service à l'hôpital Tenon.

Elle y arriva le mercredi, 7 février, à 9 heures du matin. Elle était un peu dégrisée.

Voici les notes recueillies sur elle d'après les renseignements qu'elle a donnés dans la suite et ceux donnés par la domestique de la sage-femme.

Faucher, 23 ans, blanchisseuse, solide constitution, salle Baudelocque, n° 11.

Pas d'antécédents héréditaires. Rougeole et scarlatine dans l'enfance.

Réglée à 14 ans. menstruation irrégulière.

Bassin normal.

C'est sa première grossesse. Elle est à terme. Dernières règles en mai 1885.

Apparition des premières douleurs le dimanche 14 mai à 8 heures du soir. Elle va à l'Hôtel-Dieu à 10 heures du soir. Les contractions douloureuses reviennent tous les quarts d'heure.

On l'envoie chez une sage-femme en ville, c'est ici que se placent, dans la journée du lundi et du mardi les libations profuses dont j'ai conté l'épilogue.

La parturiente raconte que mon arrivée, mardi soir, a arrêté les contractions mais que presque tout le travail avait régulièrement marché, ce qui est sûrement faux. On avait d'ailleurs administré plusieurs bains de siège chez la sage-femme.

L'examen à l'arrivée à l'hôpital (mercredi 17, à 8 heures du matin) révèle que *la dilatation est restée ce qu'elle était la veille* au soir, au moment de ma visite. La poche des eaux était intacte. Les rebords de l'orifice sont peut-être un peu moins rigides.

J'ordonne : 1° irrigation vaginale au sublimé tiède ;

2° 1 gr. 50 de sulfate de quinine, comme excitant des contractions.

3° Un grand bain.

La prescription est exécutée aussitôt : il est 10 h. et 1/2 du matin.

Le travail prend une allure régulière et *les contractions se succèdent énergiques et soutenues*

A 2 heures du soir la dilatation est complète.

A 4 heures du soir l'accouchement est terminé.

A 4 h. 1/2 délivrance naturelle.

L'enfant, un garçon pèse 2920 gr.

Injection intra-utérine et injection sous-cutanée d'ergotine.

Suites de couches normales. Involution rapide.

La malade quitte Tenon, le 27 février en très bon état.

Cette observation fournit un exemple remarquable de non dilatation du col, la cause s'en trouve dans l'*inertie utérine*, que M. Doléris explique dans ce cas par l'ivresse alcoolique.

OBSERVATION IX (DOLÉRIS) (1). — *Inertie utérine pouvant être prise pour de la rigidité du col, sulfate de quinine; reprise des contractions.*

La nommée Bectam, coloriste, âgée de 27 ans, primipare, entre à la salle Baudelocque, lit n° 5, hôpital Tenon, le 4 février 1886. Pas d'antécédents

(1) DOLÉRIS. *Loc. cit*

pathologiques. Le bassin est normalement conformé. Menstruée à 14 ans, les règles se sont montrées régulièrement tous les mois. Il y a deux ans, fausse couche dont la malade ne sait préciser le terme. Dernières règles le 1er mai 1885. Apparition des premières douleurs le 3 février à 6 heures du matin. La malade est examinée à l'hôpital, on constate une présentation du sommet en O.I.G.P., les membranes sont intactes, la malade est partie en ville chez une sage-femme agréée de l'hôpital. Celle-ci fait appeler l'interne en disant que la dilatation est complète depuis 4 heures sans plus de progrès. La malade est transportée de nouveau à l'hôpital, et là seulement l'interne l'examine.

On trouve la *dilatation égale aux dimensions d'une pièce de 2 fr., les membranes sont rompues depuis midi. Les contractions régulières, mais très espacées.*

4 février. A la visite du matin, on trouve toujours le même degré de dilatation. Les bords de l'orifice sont épais, surtout la lèvre antérieure et donne la *sensation de l'anneau de cuir bouilli classique*, il n'y a pas d'obstacle de la part du bassin ni du fait du fœtus. L'apparence indique que la résistance est au col. L'interne parle d'intervention et pense que la discision du rebord du col sera nécessaire. Ce n'est pas l'avis de M. Doléris qui ordonne tout de suite un gramme de sulfate de quinine et un grand bain. Il faut remarquer, en outre, que, *dans ce cas, la rigidité est une conséquence de l'inertie*. Il espère que le succès de la thérapeutique qu'il a instituée démontrera la réalité de son appréciation.

Le sulfate de quinine n'a pas donné de résultat immédiat, mais bientôt les *contractions reprennent et elles se rapprochent* et augmentent surtout après la sortie du bain.

A 1 heure, la dilatation était égale aux dimensions d'une pièce de 5 fr. A deux heures, dilatation complète, néanmoins la lèvre antérieure reste toujours un peu œdématiée.

A 2 heures 1/2, la tête franchit l'orifice, les contractions se ralentissent de nouveau et l'accouchement ne se termine qu'à 3 heures 1/2.

Délivrance naturelle à 4 heures. Pas d'hémorrhagie.

Les suites de couches furent normales.

La mère et l'enfant quittèrent l'hôpital en bon état le 13 février 1886.

On voit dans cette observation la rigidité du col *naître et cesser avec l'inertie de l'utérus.*

OBSERVATION X (DOLÉRIS) (1) — *Fausse rigidité ayant succédé à un travail paresseux, occasionné par diverses anomalies du premier acte de l'accouchement chez une primipare âgée.*

Adèle Pel..., femme Gauth..., 40 ans, primipare, entre le 10 octobre 1886 à l'hôpital de la Charité, salle Ste-Marie, lit n° 7.

Cette femme était arrivée au terme de sa première grossesse.

Le 17 octobre, à la suite d'une longue marche qui l'a beaucoup fatiguée, l'œuf se rompt et *les eaux s'écoulent, le travail n'était pas encore déclaré.* Ceci se passe le soir et l'écoulement continue.

Le lendemain matin, 18 octobre, dans la nuit, inquiète, elle va voir une sage-femme, qui ne constate pas de début de travail et l'engage à rester couchée. Cependant à ce moment il y a quelques douleurs vagues.

Le 19 octobre, *le travail s'établit lentement,* le col s'efface et la dilatation arrive à égaler un pièce de 50 cent. *La tête presse directement sur le tissu interne,* et la sensation douloureuse correspondant à chaque contraction est fort pénible à supporter. *Les contractions sont d'ailleurs très rares et faibles.* Le travail traîne visiblement. *Le col s'épaissit peu à peu.*

On donna un grand bain d'abord, puis on pratique des lotions belladonées sur les rebords de l'orifice. A la suite de ce traitement, vers 7 heures du soir, les contractions réapparaissent et sont moins douloureuses, mais cette reprise du travail dure peu et la malade fatiguée s'endort sur le matin. La dilatation n'a pas fait de progrès sensible.

Le 10 octobre, dans la matinée, vers 7 heures, à son réveil la parturiente paraît avoir des *douleurs fortes se succédant* avec assez de régularité. Cet état persiste pendant quelques heures, mais *de nouveau l'épuisement* arrive vers midi ; l'on me fait revenir.

Je vois la femme vers deux heures, j'assiste à deux ou trois contractions. La parturiente paraît souffrir beaucoup, ou du moins elle se plaint très fort et cependant, le durcissement du globe utérin est peu marqué. La contrac tion est de courte durée, il est clair que c'est là un travail mal engagé, très paresseux dans lequel le muscle utérin fonctionne mal.

Je touche et je constate que la dilatation de l'orifice est à peine un peu plus grande que le diamètre d'une pièce de 0,50 centimes. Les rebords sont très

(1) DOLÉRIS. *Loc. cit.*

épais et d'une consistance sur laquelle je dois insister. Elle n'est pas égale si l'on considère les parties externes et les parties profondes de l'anneau. L'index introduit dans l'orifice et en suivant exactement le circuit interne, sent une espèce de bourrelet, dur donnant lieu à la sensation classique de l'anneau de cuir bouilli, ou de quelque chose d'analogue, mais cette dureté réside surtout dans la partie de l'anneau qui repose sur le cuir chevelu du fœtus, c'est-à-dire dans la partie la plus profonde, tandis qu'en retirant un peu le doigt, en analysant la sensation fournie par la partie externe ou vaginale de l'anneau, celle qui fait un relief du côté du vagin, on reconnaît que cette portion est moins dure, moins résistante, plus élastique en même temps On arrive même à apprécier que la dureté des rebords de l'orifice diminue progressivement de l'intérieur à l'extérieur, de la tête fœtale vers le vagin. Là, c'est un cercle qui paraît inextensible; ici, c'est un bourrelet qui offre plutôt la consistance de l'infiltration œdémateuse, quoique dure, et résistante aussi, mais qui cède un peu à la pression du doigt. Toutefois, je puis dire que *jamais peut-être je n'ai été plus réellement en présence du col rigide, tel qu'on le décrit partout. Cette rigidité paraissant bien être la rigidité anatomique des auteurs*. Comme caractère clinique rien n'y manquait. Un schème explicatif est dessiné plus loin à l'effet de traduire l'état des choses.

C'était une occasion favorable entre toutes pour vérifier la part qui revenait dans la dystocie actuelle à la résistance de l'anneau cervical et celle qui appartenait à l'insuffisance de contractions. Je restai près de la parturiente en manifestant tout haut mon intention de la faire transporter à l'hôpital dans le service de la Charité que je dirigeais alors .J'écrivis séance tenante à mon externe la note suivante que je transcris et qui résumait la situation.

« Écoulement prématuré des eaux ; contractions paresseuses et douloureuses ; effacement lent du col : dilatation lente à chaque contraction, souffrances anormalement vives. Rien de spasmodique, mais l'excès de douleur ressenti au col et dépendant probablement du défaut d'interposition de la poche des eaux, occasionne par voie réflexe un trouble dans la contraction utérine : elle est lente, déréglée, peu intense. »

Je ne sais pas s'il faut attribuer à ma présence et à l'émotion visible qui s'empara de la malade lorsque je parlai de la faire transporter à l'hôpital, mais, presque sous mes yeux et très vite, *quelques contractions plus énergiques apparurent*, et je constatai en peu de temps une modification évidente dans l'état du col, qu'elles distendaient et amincissaient, bref, l'*orifice se dilatait visiblement*. Une demi-heure après mon entrée chez la sage-femme, la demi-circonférence gauche du bourrelet était entièrement aplatie, l'induration, due je pense à l'œdème, avait disparu, il était alors 2 heures et demie. Je fais donner un quart de lavement avec quelques gouttes de laudanum pour la route et la femme part en voiture pour la Charité. J'avais prescrit à tout hasard un grand bain et du sulfate de quinine.

A 3 heures, elle était couchée dans le lit de travail de la maternité de la Charité. Les contractions evait été presque subintrantes et très énergiques ; la dilatation était complète, ainsi qu'en témoigne la note rédigée par M. Lancry, interne du service et par la sage-femme de garde.

Une fois l'orifice franchi par la tête qui est en O.I.G.T. les douleurs diminuent de force et de fréquence, la malade ne veut faire aucun effort. Un gramme de sulfate de quinine ne produit qu'un effet médiocre ce qui est très explicable étant donné la période du travail. Finalement comme les battements du cœur fœtal se ralentissent. M. Lancry fait une application de forceps qui paraît avoir été assez pénible. L'enfant est volumineux, et il existe une double circulaire, autour du cou et autour du tronc qui a produit un état axphysique du fœtus. On le ranime néanmoins par l'insufflation et les soins appropriés, très légère déchirure de la commissure périnéale.

Cette observation se passe de commentaires, les faits y démontrent l'influence de l'inertie sur la rigidité, et comme l'indique M. Doléris, celle de la rigidité sur l'inertie.

Observation XI. — *Rigidité du col utérin chez une femme atteinte d'ichthyose ayant résisté aux débridements multiples et vaincue par l'éponge préparée* (Petitfour). *Journ. de méd. et de chir. prat.*, mai 1886, p. 255.

Le 14 octobre 1885 j'étais appelé par la sage-femme de Ferrières (Loiret), Mlle Billiard, à Fontenay-sur-Loing, auprès de la femme R..., primipare, âgée de 24 ans, et en travail depuis une trentaine d'heures environ.

Les premières douleurs s'étaient manifestées pendant la nuit du 12 au 13 et les efforts de l'expulsion avaient commencé à se faire sentir la nuit suivante augmentant peu à peu d'intensité, mais sans résultat, le col utérin restait absolument fermé.

A huit heures du matin, je constate une sténose telle qu'il était impossible même d'introduire l'extrémité de l'indicateur *dans la cavité cervicale*. Le col ainsi que la cavité utérine était dur, épais, et on ne devinait plutôt qu'on ne reconnaissait une présentation céphalique. Je pratiquai séance tenante avec le bistouri boutonné sur les parties latérales et antérieure trois débridements de un à deux centim. environ, je badigeonnai l'orifice cervical d'extrait de belladone et prescrivis un grand bain prolongé.

Aucun changement à ma seconde visite, vers midi. J'aperçois sur le col absolument insensible des débridements multiples, je fis une seconde application d'extrait de belladone et ordonnai un nouveau bain général.

A 5 heures du soir la malade avait des syncopes ; les efforts étaient d'une violence inouïe, et bien qu'il fut labouré d'incisions, le col n'était pas plus dilaté qu'à 8 heures du matin. Une intervention prompte et effective s'imposait. Mais que faire ? La dilatation forcée de Puzos était impraticable, puisque la cavité cervicale admettait à peine l'extrémité de l'index. Restait l'hystérotomie vaginale, opération facile mais non exempte de dangers. Avant d'y avoir recours, je résolus de tenter la dilatation par l'éponge préparée, que je taillai en cône et introduisis dans le col enduit d'une épaisse couche d'extrait de belladone. Une heure après la dilatation atteignait le diamètre d'une pièce de deux francs et vers 9 heures du soir les membranes ayant été respectées jusqu'à ce que la tête eût passé le couronnement, la femme accouchait heureusement d'un enfant vivant.

J'ai pensé qu'il y avait quelque intérêt à signaler ce cas de rigidité anatomique du col ; car après avoir vu échouer les débridements multiples du col employé concurremment avec l'extrait de belladone et les bains prolongés, la dilatation forcée avec les doigts étant impraticable, on pourrait être tenté de recourir à l'hystérotomie vaginale sans songer à l'éponge préparée.

La jeune femme qui a fourni le sujet de cette observation est atteinte d'ichthyose congénitale et généralisée. Y a-t-il une relation entre cet état de la peau et la rigidité extraordinaire du col et des parois utérines ?

Voici une observation dans laquelle il manque certains détails pour en tirer une conclusion. L'auteur ne nous parle ni du volume du fœtus, ni des dimensions du bassin, ni de l'état des membranes, or nous savons combien ces conditions sont importantes pour l'accomplissement des phénomènes de la dilatation. Si nous laissons de côté ces lacunes ce fait nous paraît intéressant au point de vue du rapport qu'on pourrait peut-être établir comme l'indique l'auteur, entre l'ichthyose et une rigidité qui entrerait alors dans le cadre des rigidités pathologiques. Toutefois nous devons remarquer que le col devait être peu effacé, lors de la première visite de M. Petitfour, puisqu'il ne pouvait introduire l'extrémité de l'index dans *la cavité cervicale*.

Dans les faits qui précèdent nous n'avons pas pu trouver d'exemple de rigidité essentielle vraie, primitive. Ce sont la plupart du temps des phénomènes qui coïncident avec une rupture prématurée des membranes, et surtout avec une inertie utérine. Du reste il est une série de faits dans lesquels la lenteur du travail n'est pas rapportée à un obstacle développé sur le col, à une rigidité de cet organe, mais à une insuffisance de la contraction « tiedous labor » des anglais. M. le professeur Pajot (1) a publié un certain nombre d'observations dont nous allons citer les principales, dans lesquelles la lenteur du travail a été due à l'inertie utérine.

OBSERVATION XII (PAJOT) (2)

Pendant les journées de juin 1848, j'assistai en présence d'un médecin américain une jeune dame, sa compatriote. Elle était primipare, bien conformée d'un phlegme plus que britannique, se plaignant peu, ne s'émouvant de rien, dormant entre ses douleurs, prenant des bouillons et des potages. L'enfant se présentait en première position du sommet. Elle mit *soixante-quatorze heures* a accoucher, je passai là trois jours trois nuits et deux heures ! L'enfant était d'un volume ordinaire, assez vivace, la mère présentait le pouls ralenti des accouchées. Elles ne fut pas une heure malade.

OBSERVATION XIII (PAJOT) (3)

En 1844, j'accouchais une ouvrière, fabricante de dentelles, mariée, ayant déjà un enfant. C'était une femme de 28 ans, assez grasse mais pâle et à chair molle. Le travail fut très normal (sommet, première position). Toutes

(1) PAJOT. Du travail prolongé et de la contraction utérine. *Travaux d'obstétrique et de gynécologie*, 1882, p. 143.

(2) PAJOT. *Loc. cit.*

(3) PAJOT. *Loc. cit.*

les parties génitales étaient très souples, très préparées, je comptais sur un accouchement prompt. Les *contractions furent si peu énergiques et si espacées* que la dilatation seule demanda plus de *cinquante heures*. l'accouchement dura en tout cinquante-neuf heures. L'enfant n'avait nullement souffert, et la mère se leva une douzaine de jours après.

Observation XIV (Pajot) (1).

En 1864, j'étais appelé par un de mes anciens élèves exerçant à Paris auprès d'une femme de 37 ans, primipare, sans fausses couches antécédentes. C'était une femme forte et grande ; bassin normal ; fœtus à terme en première position du sommet ; quarante-huit heures passées au travail ; membranes rompues ; orifice assez ferme, sans dureté cependant, un peu épais d'environ 3 centimètres de diamètre seulement. Les contractions d'après le rapport de mon confrère ont toujours été *faibles*, *espacées* et sont encore moins marquées depuis cinq à six heures. Le cœur fœtal s'entend peu, la mère est dans un grand état d'agitation ; le pouls à 80 n'est pas dur ni concentré.

Je reste environ une heure auprès de la malade pour examiner la marche du travail. *Les contractions sont en effet rares* et ne portant pas.

Je me décide, en voyant l'agitation croissante, à faire deux petites incisions sur l'orifice, et deux heures après, au moment où je propose une saignée au bras, le liquide amniotique sort teint de méconium.

Je touche. L'orifice quoique incomplètement dilaté s'est agrandi et ne paraît pouvoir permettre l'introduction du forceps.

L'application de l'instrument est faite sans trop de difficultés et, après quelques tractions très prudentes et prolongées, j'amène un gros garçon dans un état assez complet d'asphyxie congestive ; face vultueuse et violette, mollesse dans les membres. Je laisse la mère aux soins du confrère et me charge de l'enfant.

Après les premiers secours classiques (saignée du cordon, ligature, face à l'air, frictions, etc.) je me hâte d'insuffler, et ce n'est qu'après *plus d'une heure* que je parviens à le ranimer.

C'est aujourd'hui un beau garçon de 9 ans. Le confrère fit la délivrance.

(1) Pajot. *Loc. cit.*

M. Pajot fournit d'autres observations dans lesquelles on retrouve cette inertie utérine, par laquelle les contractions sont rares, irrégulières, elles agissent mal sur le col, il ne se dilate pas.

Les faits de M. Pajot vus par d'autres observateurs auraient pu devenir des cas de rigidité anatomique du col, l'inertie utérine aurait été secondaire.

En effet, ces deux phénomènes, inertie utérine et résistance du col, sont intimement liés l'un à l'autre. Nous avons vu plus haut comment les faits avaient été appréciés par Mme Lachapelle, pour elle l'inertie, dit-elle, est tantôt cause tantôt effet.

Cette inertie utérine est bien décrite par le professeur Pajot ; et voici la définition qu'il nous donne des *accouchements ennuyeux* »

« Ceux-là reconnaissent pour cause la faiblesse vraie et continue des contractions, faiblesse s'alliant toujours à leur espacement considérable. Ainsi dans cette espèce, la douleur, agaçante souvent, mais faible comme la contraction elle-même, se reproduira trois ou quatre fois dans une heure ou même se fera sentir trois ou quatre fois dans un quart d'heure, permettra ensuite à la femme de sommeiller pendant un certain temps et le travail se traînera de la sorte péniblement sans accident avec une lenteur désespérante pendant quarante, cinquante, soixante heures, mais finira par aboutir.

« Or, si dans ces cas les contractions ont été faibles, il est permis de dire qu'elles ont été en somme suffisantes. « Parmi les femmes, comme parmi les hommes d'ailleurs il est de ces natures molles, de ces organisations flasques ; ces femmes se meuvent et s'émeuvent lentement, vivent lentement, accouchent lentement mais enfin elles accouchent.

« Le pouls, pour la femme et le sthétoscope pour l'enfant souvent interrogés voilà les vrais guides. Rassurés par eux, l'accoucheur pourra faire provision de patience, source inépuisable de succès dans ces cas, causes de tant de désastres en présence d'obstacles physiques méconnus. »

Nous avons porté aussi nos recherches sur un nombre considérable d'accouchements.

Nous avons passé en revue toutes les pancartes des femmes accouchées dans le service du professeur Pinard, soit à la maternité de Lariboisière soit à la Clinique Baudelocque, sur une série d'environ 13,000 accouchements nous n'avons rencontré que deux cas mentionnés, rigidité anatomique. Un cas date de la création de la maternité en 1883. L'autre en 1888. Voici les renseignements que nous avons trouvés à leur sujet :

Observation XV (inédite).

Gertrude Verb..., 32 ans, femme de ménage, multipare, a eu 4 enfants, les 2 premiers à 6 mois 1/2, mort-nés, deux à terme dont un mort-né. A eu ses dernières règles du 28 au 30 décembre. Pendant tout le temps de la grossesse elle a eu la diarrhée. Entrée à la salle de travail le 2 octobre 1883, à la maternité de Lariboisière. Apparition des premières douleurs à 3 h. du matin (pas de date, sans doute le 28). *Rupture des membranes le 29 septembre* à 7 heures du soir (sans douleurs), dilatation complète à 6 heures et mode de terminason à 6 h. du matin, artificielle. Sommet O.I.D.P. Durée totale du travail. 3 jours. Délivrance naturelle. Enfant mort et macéré de 3320 grammes Placenta se présentant par la face fœtale, membranes entières mais déchirées. Liquide ammiotique très fétide. Application du forceps faite par M. Chambert. Rigidité anatomique du col.

Cette observation ne nous renseigne pas sur l'état du col pendant la dilatation, mais nous trouvons : rupture des membranes, 29 septembre et l'accouchement a lieu le 3 octobre. Donc *rupture prématurée des membranes*.

La 2e observation que nous avons trouvée dans les archives de la maternité de Lariboisière est la suivante :

Observation XVI (inédite). *Rigidité du col. — Injections chaudes toutes les deux heures pendant une 1/2 heure.*

Elimg..., 21 ans, cuisinière, bonne constitution, primipare à terme, réglée à 12 ans, puis régulièrement pendant 5 jours, dernière apparition des règles le 20 juillet 1887. Elle est entrée dans la salle de travail le 3 mai 1888, à 8 h. du soir. Apparition des premières douleurs le 3 mai à 11 h. du soir, *rupture des membranes prématurée le 3 mai à 7 h. du soir*, dilatation complète à 9 h. du matin ; heure et mode de terminaison : spontanée à

10 h. du matin. Enfant présenté par le sommet, en O.I.G.A (durée du travail, 34 h.). Enfant vivant, de 2860 gr.; longueur totale 50 cent. Le placenta a présenté sa face fœtale, 600 gr. cordon normal, membranes entières, 10/33.

Rigidité du col, injections chaudes.

Avant l'accouchement cette femme présenta une température de 38°,3, le 4 mai au soir jour de l'accouchement et avant l'accouchement. Après l'accouchement la température tend à la normale, le 5 mai au soir, et se conserve de même pendant son séjour à l'hôpital. Elle sort le 14 mai en bon état en santé.

Nous trouvons encore ici une *rupture prématurée des membranes* ayant eu lieu avant l'heure des premières douleurs.

L'observation suivante a été prise dans les registres de la clinique Baudelocque.

Observation XVII (inédite)

Léonie Bl..., 32 ans, née à Épernay, journalière, est entrée à la Clinique Baudelocque le 9 août 1890.

Antécédents : Père mort à la suite d'un traumatisme, mère vivante et bien portante. Elle a toujours bien marché, réglée à 17 ans, régulièrement pendant 8 jours.

A 11 ans, une attaque de rhumatisme articulaire aigu siégeant dans les genoux et les petites articulations des mains. A sa suite pas de palpitations ni d'œdème des malléoles. A 13 ans la chorée ne dura que 15 jours.

A 18 ans, une seconde attaque de rhumatisme siégeant dans toutes les grandes et petites articulations, endocardite.

A 22 ans, une troisième attaque très intense avec une endopéricardite.

Primipare de 8 mois environ, dernières règles le 23 décembre, en 1889 apparition de mouvements actifs à 4 mois 1/2, hauteur de l'utérus 32 centim.

Accidents. — Douleur dans le ventre pendant toute la durée de la grossesse. Gingivites et carie de deux dents. Depuis le 5 août une oppression considérable, palpitations violentes. Attaque d'asystolie ; congestion hépatique pulmonaire et rénale. Pas d'épanchement. Régime lacté depuis le 9 août.

Examen. — Déformation des petites articulations des mains et des pieds (déviation vers le bord cubital), cœur, affection mitrale, poumon congestionné, seins peu développés, des parois normales. Quantité considérable d'albumine dans les urines.

Premières douleurs le 2 septembre 1890 à 2 heures du soir.

Entrée à la salle de travail le 3 septembre à 10 heures du matin, début de la dilatation le 4 septembre à 9 heures du matin.

A 9 h. 35 du matin le 4 septembre application de l'écarteur de M. Tarnier, à la dilatation presque complète, *bourrelet épais au-dessus du col* O.I.G.A. ; 10 h., rupture spontanée des membranes ; 10 h. 15 *même état;* on retire l'écarteur Tarnier, application du forceps, la dilatation est presque complète, mais *les bords de l'orifice sont durs et épais* et permettraient difficilement le passage de la tête, les branches du forceps sont retirées. Après avoir retiré le forceps on applique une deuxième fois l'écarteur, lequel ne donne encore aucun résultat ; 1 h. 50 soir nouvelle application de forceps, la lèvre gauche de l'orifice est placée au-dessus de la tête, la lèvre droite est saillante et épaisse.

Extraction d'un fœtus de 2720 gr. 20 minutes après l'accouchement, hémorrhagie assez considérable injection intra-utérine et vaginale très chaude, 25 minutes après l'accouchement délivrance par expression, l'hémorrhagie recommence et assez abondante, expulsion des caillots épais, nouvelles injections vaginales chaudes, prises d'éther.

Cette observation présente un grand intérêt, ici nous ne trouvons pas de rupture prématurée des membranes, mais la précision et la netteté des détails de l'observation nous permettent de faire les constatations suivantes. L'observation dit : premières douleurs le 2 septembre à 2 heures du soir, début de la dilatation le 4 septembre à 9 heures du matin. Doncentre les premières douleurs et le début de la dilatation 43 heures s'écoulent.

Si nous nous reportons aux faits seuls signalés par l'observation, nous avons appris que la femme était à la clinique déjà depuis un certain temps dans la salle des femmes enceintes, d'où il lui eut été facile de passer dans la salle de travail, ses premières douleurs commencent le 2 septembre à 2 h. du soir, et, nous dit l'observation, elle n'entre à la salle de travail que le 3 septembre à 10 h. du matin, donc pendant cette période, les contractions utérines n'ont dû être ni fréquentes, ni douloureuses. Il n'est pas question non plus de ces contractions dans la journée du 3.

Le 4 septembre la dilatation commence à 9 heures, elle se termine à 1 h. 50. Elle a donc duré 5 heures. L'application du dilatateur Tarnier faite à deux reprises n'est pas suivie d'un grand progrès dans la marche de la dilatation, peut-être y a-t-il lieu de voir dans ce fait que la dilatation par une *vis à fronte* a besoin d'être secondé par une *vis à tergo*, la contraction utérine, et celle-ci en effet l'emporte sur la résistance, triomphe de ce bourrelet épais qui siégeait au-dessous du col, quelques heures plus tard, lorsque probablement les contractions de l'utérus, énergiques et soutenues, ont fait place à cette inertie des jours précédents.

Comment nous expliquer qu'il y ait eu sur un nombre aussi considérable d'accouchements un aussi petit nombre de cas de rigidité, dans le service de M. le professeur Pinard ? C'est qu'on y a pris l'habitude de ne pas regarder un col qui ne se dilate pas comme un col non dilatable. Dans la statistique les observations sont nombreuses où l'on trouve la durée du travail prolongée. Dans ces cas la feuille d'observation note le nombre d'heures de travail, et lorsque celui-ci se trouve exagéré, on trouve l'explication dans une colonne voisine, bassins malformés, rupture prématurée des membranes, présentations anormales, d'autres cas ne portent aucune mention en regard d'un travail prolongé, ce sont ces cas qui, avec une autre façon de voir, eussent été rangés dans la catégorie des faits de rigidité anatomique. Mais pour qui connaît les idées qui règnent dans ce service, cette absence de mention spéciale signifie inertie utérine, irrégularité des contractions douloureuses : un trouble quelconque dans un des facteurs habituels de la dilatation.

Nous pensons avoir suffisamment démontré que dans les cas étudiés plus haut, on pouvait, avec plus de raison, expliquer la lenteur de la dilatation, par défaut d'un des facteurs ordinaires de la dilatation plutôt que par une altération essentielle primitive du col. Nous n'avons pas qualité pour nier l'existence de cette affection, mais nous en voudrions trouver un exemple parfait indiscutable, nous n'avons pu y parvenir.

Toutefois, un fait qui ne nous a pas échappé, et qui nous paraît d'observation courante, est la facilité plus ou moins grande, avec laquelle le col se laisse dilater, *lorsque tous les facteurs de la dila-*

tation entrent régulièrement en jeu. Il est des femmes qui normament, en dehors de toutes causes de retard, accouchent plus ou moins vite. Et de même que l'on rencontre de l'inertie utérine pour expliquer le plus souvent la dilatation lentement opérée, de même l'inertie paraît quelquefois s'établir secondairement, et être ellemême la conséquence d'une dilatalion lente.

Parmi les conditions qui rendent la dilatation du col plus laborieuse on a cité très souvent la primiparité chez les femmes déjà mûres, surtout après 30 ans ou bien alors chez les très jeunes primipares.

Cette question de la durée du travail chez les primipares âgées a fait l'objet d'un mémoire de M. Courtade (1). Il a basé sa statistique sur 300 cas environ. Les chiffres qu'il cite sont intéressants à rappeler, en ce qui concerne la durée de la 1re période du travail, celle qui nous occupe, la dilatation du col.

Hecker n'admet pas la prolongation de la 1re période de l'accouchement chez les primipares âgées. C'était l'opinion de Mme Lachapelle et de Depaul. Kleinwachter soutient la thèse contraire.

Examinons les chiffres cités :

De la durée du travail chez les *primipares en général* :

Cazeaux, Tarnier, Charpentier, 12 à 15 heures.

Depaul, Veit, Schröder, 17 à 18 heures.

Les chiffres donnés pour la durée du travail chez les primipares au-dessus de 28 ans, dépasse en somme très peu cette moyenne :

Rumpe, 12 heures.

Krüger, 14 heures.

Kleinwackter, 18 heures.

Hecker, 18 heures.

Winckel, 19 heures.

Courtade. 18 heures.

Dieterlen, 22 heures.

Moyenne de 17 heures.

Chez les primipares jeunes, ces phénomènes de prolongation du travail sont encore plus rares. Chez les primipares âgées, Courtade ne la signale que 4 fois sur 316 cas.

(1) COURTADE. *Arch. de tocologie*, juin, juillet et suiv., 1884.

IV

Conclusions. Traitement.

La question du traitement est entièrement subordonnée à la façon dont on interprète les faits de non dilatation du col.

On a conseillé deux ordres de traitement : des moyens médicaux, des moyens chirurgicaux.

Les moyens médicaux, sont les bains, les irrigations émollientes, les onctions calmantes appliquées sur le col, le chloral, le chloroforme.

Les moyens chirurgicaux, la dilatation forcée avec les dilatateurs d'Ellinger, de Gerhardt, ou mieux avec celui du professeur Tarnier. Enfin l'on a pratiqué très souvent des incisions sur le col. Un fait à ce propos nous a frappé dans l'examen des nombreuses observations où l'on a pratiqué des incisions. C'est leur peu d'efficacité. En effet nous n'avons pas constaté de dilatation rapide après ces incisions, mais au contraire l'on voit l'état rester stationnaire que l'on ait fait ou que l'on n'ait pas fait d'incisions, jusqu'au moment où les contractions deviennent énergiques, suffisantes. Les incisions n'ont jamais été pratiquées sur le col dans ces cas dans le service du professeur Pinard.

Nous pensons, et cela pourra servir de conclusions à la première partie de ce travail, que :

Il est une série de faits décrits sous le nom de rigidité anatomique du col, qui ne répondent pas à une modification de texture de cet organe, entraînant un trouble dans sa fonction ; que dans la plupart des faits dans lesquels on a vu la cause de cette dystocie régnant primitivement essentiellement sur le col, on trouve l'explication de ces phénomènes, dans l'absence d'un des facteurs habituels de la dilatation ; que parmi ces facteurs, la contraction utérine paraît jouer le principal rôle ; que l'inertie, caractérisée par l'irrégularité et l'insuffisance des douleurs, explique le plus souvent cette sténose momentanée du col.

En résumé :

1° La plupart du temps dans les faits observés et analysés, il nous a semblé que la dilatation du col ne s'est pas effectuée, *non pas parce que celui-ci n'était pas dilatable, mais parce qu'il n'était pas dilaté.*

Par conséquent il faut rechercher dans ces cas quel est le facteur de la dilatation en défaut, et il faut que le traitement s'adresse à lui, Ce traitement comprendra les injections d'eau très chaude (1) dans les cas d'inertie, mais nous pensons que l'on doit recommander surtout de la *patience,* et savoir attendre, les faits de rupture sont rares, et le plus souvent la dilatation coïncide avec le réveil des contractions.

Dans les cas de dilatation lente du col dus à l'absence de la poche des eaux, ou au défaut de descente de la partie fœtale, Barnes conseille l'emploi de son ballon ou sac hydrostatique ; nous pensons que le résultat obtenu serait plus parfait et plus rapide avec le ballon du Dr Champetier de Ribes, si toutefois l'on a à agir au détroit supérieur si la partie fœtale n'est pas engagée.

Dans ce dernier cas la dilatation mécanique celle qui a été conseillée récemment dans une leçon encore inédite par le professeur Tarnier avec son dilatateur, doit fournir d'excellents résultats, en tant que dilatateur et excitateur de la contraction utérine du col.

2° En cas de rigidité spasmodique, cet état de spasme, le plus souvent généralisé à tout l'utérus, le tétanisme utérin, dont l'observation devait être si fréquente lorsqu'on se servait beaucoup de seigle ergoté, nous pensons, que cet état doit céder aux calmants généraux, chloroforme, chloral, opium ; on a conseillé tout récemment la cocaïne.

Observation XVIII. — *De la cocaïne dans un cas de rigidité du col et d'éclampsie* (2).

Akuloff ayant trouvé dans un cas de travail difficile le col contracturé et complètement fermé, eut l'idée de faire une injection intra-utérine de cocaïne (un tiers de gramme). La douleur et le spasme disparurent rapidement, et en deux heures l'accouchement était terminé. Akuloff a employé les mêmes injections dans un cas d'éclampsie et vit cesser les convulsions.

(1) Pinard, De l'action de l'eau chaude sur l'utérus pendant la puerpéralité. *Médecine moderne,* 1889, décembre, nos 1 et 2.

(2) *Revue d'Hayem,* vol. 27, 587. *Comptes rendus de la Société de Vilna,* n° 8, 1885.

DEUXIÈME PARTIE

De la rigidité pathologique.

Les affections du col de l'utérus, soit néoplasiques, soit inflammatoires, soit traumatiques, peuvent laisser des modifications de texture qui expliquent très bien le trouble dans la fonction de cet organe, pendant l'accouchement, sa difficulté à se dilater, sa rigidité. Il est évident qu'une tumeur siégeant au niveau du col gênera sa dilatation, que cette tumeur soit un fibrome, un sarcome, un épithélioma. On cite comme pouvant se dilater plus difficilement, les cols atteints d'allongement hypertrophique, accompagnés ou non de prolapsus utérin.

« Il est donc dans ces circonstances (1) qu'on doive accuser un vice de conformation, il ne l'est point dans d'autres circonstances, heureusement beaucoup plus rares, où les bords de l'orifice ou même les parois du col sont le siège d'une *dégénérescence fibreuse ou squirrheuse*. La première de ces dispositions a été souvent observée, on a rapporté de la deuxième des observations moins nombreuses et nous suppléons à cette omission. Ces tumeurs sont aussi développées dans le corps de l'utérus, mais alors elles provoquent ordinairement l'avortement et la rupture de l'utérus. »

« L'orifice interne de la matrice peut encore être rétréci ou même tout à fait obstrué par des *brides* ou des *cicatrices* provenant d'un accouchement antécédent. Nous avons vu souvent ces rétrécissements ; j'ai même rapporté un exemple. Quant à l'obturation complète, on sent bien qu'elle ne peut être achevée qu'après l'accouchement ; aussi est-elle excessivement rare. Armand et Satour sont les seuls à ma connaissance qui en rapportent des exemples bien cons-

(1) Mme LACHAPELLE. *Loc. cit.*

tatés. Encore Littré avait-il trouvé chez le sujet observé par Armand un pertuis pouvant admettre une soie de cochon, et la femme dont Simson a parlé, avait-elle évacué les eaux de l'amnios par une ouverture quelconque. Ray et Morgani citent bien des faits semblables et j'ai vu moi-même un utérus dont l'orifice interne était réduit au diamètre d'un fil à coudre, et un autre orifice interne était complètement oblitéré; mais il n'y avait point grossesse comme dans les cas que j'ai cités plus haut. Quant à l'observation de Weist dont il sera question plus loin, elle ne peut être considérée que comme un exemple de rigidité sans obstruction complète. Il en est de même d'un autre fait que cet auteur cite d'après Murat. »

Aujourd'hui que les opérations sur le col de l'utérus sont entrées dans la pratique courante de la gynécologie, on devait s'attendre à trouver un grand nombre de cols rigides consécutivement aux cicatrices opératoires. Ces faits sont au contraire très rares. On a pu suivre pendant leur accouchement un certain nombre de femmes ayant subi l'opération de Schroeder ou l'opération d'Emmet. Aucune particularité ne s'est montrée pendant le travail, le col s'est dilaté normalement.

Toutefois et à titre exceptionnel on peut rencontrer des difficultés, une véritable rigidité cicatricielle. M. le Dr Champetier de Ribes, accoucheur de l'hôpital Tenon, a bien voulu nous permettre de publier l'observation suivante, qui est inédite :

Observation XIX (inédite) (Due à l'obligeance de M. le Dr Champetier de Ribes). Observation recueillie par M. Arnould, interne du service. — *Rigidité du col due à du tissu cicatriciel. — Dilatation forcée avec le dilalateur de M. Tarnier.*

S..., femme C..., 33 ans, entrée le 22 juillet à la Maternité de l'hôpital Tenon. Père mort paralysé, mère bien portante a eu 13 enfants ; très arthritique, migraine rhumatisme, névralgie, réglée à 14 ans, irrégulièrement.

Elle a eu 7 grossesses à terme, accouchement spontané, sommet, et un avortement á 4 mois.

Elle subit une amputation du col en 1888, au mois d'août, reste plusieurs mois à l'hôpital, dans un service de chirurgie, souffrant beaucoup du ventre, maigrissant, vomissant, les règles étaient supprimées. Sort le 25 décembre et devient enceinte immédiatement.

Grossesse actuelle, céphalalgie, vomissements, douleurs abdominales.

20 juillet. *Elle perd les eaux* à 6 h.

Le 21. Premières douleurs, à 2 h. matin.

Le 22. Entre à l'hôpital à 9 h. du matin.

Palper et auscultation ; on fait le diagnostic de présentation du sommet en O.I.G.A.

Toucher: On arrive sur un col effacé, aplati tombant sous une extrémité, céphalique bien engagée. Orifice qui laisse pénétrer l'extrémité du doigt, forme un anneau rigide, non dilatable, plus épais en arrière, plus bridé, inextensible en somme, orifice cicatriciel d'une épaisseur difficile à déterminer, douleurs assez violentes toutes les 5 ou 10 minutes.

M. Champetier pratique le toucher à ce moment et après quelques minutes d'efforts parvient à introduire la 3e phalange de 2 doigts. Malgré les douleurs plus intenses provoquées par cette manœuvre à 3 heures même dilatation. M. Arnould procède à la dilatation forcée en introduisant 2 ou 3 doigts, comme l'avait fait M. Champetier, ceci pendant 1/4 d'heure, la dilatation avait à peine 1 fr. ; douleurs toujours très vives.

10 heures du soir. M. Champetier voit la malade et constate une dilatation comme une pièce de 5 fr. On lui fait toutes les deux heures injection d'eau boriquée chaude. Douleurs continuées toute la nuit.

Le 23, à 7 heures 1/2 même dilatation (5 fr.) et rigidité semblable du col. M. Arnould place le dilatateur de M. Tarnier, les trois branches qui sont articulées assez facilement, en quelques minutes, on sent la dilatation se faire

9 heures du matin, dilatation complète et accouchement rapide.

Délivrance naturelle 1 heure après midi placenta et membranes entières.

Enfant de 7 mois 1/2 pesant 2140.

Col non déchiré.

Écoulement assez fétide pendant 36 heures.

Le 23. Injection intra-utérine au sublimé 1/4000.

On fait les jours suivants des injections vaginales (4 par jour), alternativement, eau phéniquée 1/200 et eau boriquée.

Cette observation présente un grand intérêt. Les contractions sont fréquentes, soutenues, et le col résiste, c'est bien à son niveau qu'est l'obstacle. N'oublions pas toutefois qu'il y a eu ici encore rupture prématurée des membranes, 20 heures avant les premières douleurs. Les premières douleurs ont lieu le 21 juillet à 2 h. du matin, le 23 à 7 h. du matin la dilatation est comme 5 fr.

On applique le dilatateur Tarnier et 2 heures après à 9 heures la dilatation est complète. Si donc l'on place le début de la dilatation aux premières douleurs la période de dilatation dure 55 heures. Cette observation démontre aussi l'influence heureuse du traitement employé, avec le dilatateur Tarnier.

OBSERVATION XX (*Wiener med. Presse*, p. 993, n° 31, 1879). — *Atrésie cicatricielle de l'orifice du col de l'utérus*. (Clinique du professeur SPATK, observation de PUCHER.)

Une femme se présente après les premières douleurs avec des cicatrices de la partie supérieure du vagin et une absence complète de l'orifice utérin.

L'auteur ne trouve qu'une légère dépression au niveau de laquelle il applique une sonde, et perfore une mince membrane qui constitue là tout l'obstacle ; puis il dilate l'orifice avec le dilatateur Ellinger, et incise des deux côtés le tissu de la cicatrice. Deux jours après la poche des eaux se rompt, mais l'orifice se dilate à peine, l'accoucheur sectionne encore une bride, au milieu de la plaie il constate la mort du fœtus, perfore encore la tête, applique le crânioclaste et extrait un fœtus de 3150 grammes. L'accouchée eut encore malgré les incisions une déchirure de côté qui avait offert le plus de résistance, du reste elle guérit.

Si l'auteur n'a pas terminé l'accouchement plus rapidement, c'est qu'il n'y avait pas d'indications du côté de la mère et qu'il espérait toujours extraire avec le forceps un enfant vivant.

L'observation précédente montre encore un cas de dystocie du col due à des cicatrices de cet organe. L'auteur ne nous renseigne pas sur la durée du travail, ni sur la forme et la fréquence des contractions utérines.

OBSERVATION XXI. — *Un cas de résistance hypertrophique de l'orifice utérin* (Dr RAFH).

L'auteur cite deux cas intéressants, les seuls qu'il a pu observer dans la longue pratique obstétricale, dans lesquels une hypertrophie complète du col utérin avait empêché la dilatation suffisante de l'orifice.

Nous donnons ce fait résumé, tel que nous l'avons trouvé analysé dans la *Revue des sciences médicales.*

Enfin nous avons trouvé dans les observations de la clinique Baudelocque un fait tout récent, dans lequel on constate que la dilatation du col s'opérait très lentement. Le col était porteur de kystes.

Observation XXII (inédite)

L. G..., 21 ans, née à Paris, repasseuse, entrée à la clinique Baudelocque le 12 août 1890. *Antécédents :* morts. Elle a marché de bonne heure, et toujours bien marché. Réglée à 13 ans, dè 13 ans jusqu'à 18 ans, irrégulièrement, à 6 mois variole, rougeole. Elle a eu l'anémie, crampes d'estomac, syncopes nerveuses

Primipare à terme, dernière apparition de règles 10 novembre 1889 ; apparition de mouvements actifs 6 avril 1890 ; hauteur de l'utérus à l'épigastre. État général normal excepté quelques varices à la jambe. L'examen obstétrical a donné : seins normaux, tensions des parois modérées ; présentation sommet, engagement non effectué, position et variété D.T., bassin normal.

Observations. — Petits kystes sur le col au nombre de 3, ramollis, placenta inséré sur le segment inférieur et empêchant la tête de s'engager. La présence de ces kystes empêchant la dilatation de se faire, et la malade étant en travail depuis 30 heures, on applique le dilatateur trivalve de M. Tarnier ; la dilatation se fit alors rapidement, on fit une application de forceps et au moment où la tête apparaissait à la vulve l'un de ces kystes se rompit et laissa *écouler* un liquide séro-purulent.

Premières douleurs le 28 août 1890 à 4 h. du matin, entrée à la salle du travail une demi-heure après, début de la dilatation le 29 août à 10 h. du matin, variété de la position D. P., dilatation complète le 29 août 1890 à 10 h. et demie du matin. Durée de la période de dilatation 50 m. Rupture des membranes artificielles le 29 août à 10 heures et demie du matin, liquide amniotique normal, variété de la position O.P., expulsion à 10 h. 50 du matin, lésions vulvo-périnéales nulles.

A 10 heures du matin on a placé le dilatateur trivalve de Tarnier et à

10 heures 35 la dilatation étant complète ; l'accouchement a été terminé par une application du forceps.

A midi la délivrance ne se faisant pas, on a sondé la femme et retiré 255 grammes d'urine, l'utérus qui était resté stationnaire à 23 centim. est descendu immédiatement à 20 centim. Les suites de couche ont été bonnes, elle est sortie le 13 septembre en bon état de santé.

Garçon vivant, 3780 gr. de 53 centim. de longueur ; diamètre dè la tête : O.M. 7 cent. ; O.F. 12,7 ; S.O.B. 10,1 ; S.O.F. 11,3 ; B.P. 9,8, B.T. 8 ; 6 ; S.M.B. 10. Placenta circulaire 610 gr. Membranes intactes, cordon marginal 76 centim.

OBSERVATION XXIII (SCHROEDER). — *Hypertrophie de la portion moyenne du col,* publiée par WELPONER *(Wien. med., presse,* nº 11, p. 133, 1879*)*.

Une femme de 40 ans présente au cinquième mois une chute du vagin qu'un médecin a réduite ; au 8e mois l'auteur constate une cystocèle vaginale avec l'inversion complète de la paroi antérieure du vagin sans déviation de la paroi postérieure. Le col tuméfié et ulcéré fait issue à la vulve, son canal est long de 14 centim., le doigt peut y pénétrer. Trois jours après l'examen, les eaux s'écoulent subitement et au bout de 12 heures la dilatation commence. Le lendemain on constate du tympanisme utérin et en introduisant le doigt qui parvint jusqu'à la tête fœtale, on constate que la dilatation complète en haut fait défaut en bas sur une étendue de 3 centim. L'auteur sectionne le segment inférieur rigide, puis il applique le forceps malgré la petitesse du fœtus, l'extraction est pénible. Après l'accouchement on fait un pansement phéniqué. Le 3e jour l'utérus se retire, au 16e jour l'utérus est en rétroversion. Trois mois après il ne présente rien de particulier et sa cavité mesure 9 centim., légère saillie de la paroi antérieure du vagin.

RIGIDITÉ SYPHILITIQUE

A côté des différentes formes de rigidité que nous venons de passer en revue, on a décrit une autre variété de rigidité pathologique : *la rigidité syphilitique.*

M. Doléris dans un travail paru dans les *Archives de tocologie* en 1885, a cherché à établir avec deux observations personnelles, jointes aux faits publiés antérieurement par Martinetti, et en rappelant les faits réunis par son élève E. M. Mesnard, au nombre de 15 en tout, que :

« La syphilis, et avant tout le chancre syphilitique du col de l'utérus, évoluant pendant la gestation, sont de nature à modifier la « marche normale du travail, en empêchant la dilatation régulière « de l'orifice utérin. »

M. Doléris rappelle que M. le prof. Fournier a établi que la fréquence du chancre du col était de 1 cas sur 18. A la suite du chancre on a trouvé une hypertrophie générale du col (Schwartz, Jullien, Fournier).

« Quelquefois le col en entier ou l'une de ses lèvres seulement subit « une hypertrophie considérable due à une suffusion plastique, « étendue, donnant au toucher la véritable sensation d'un tissu de « sclérose » (Jullien, Maladies vénériennes).

On a signalé aussi des accidents secondaires développés sur le col, ulcérations, syphilomes diffus, hypertrophie syphilitique, gommes du col. M. Doléris admet que l'action hyperhémique de la gestation, comparable à celle de la menstruation, pourrait avoir une influence notable sur le développement ou l'accroissement de ces lésions secondaires. Mais la rigidité du col consécutive à des accidents secondaires bien que très admissible est encore à démontrer par des faits. La rigidité observée par M. Doléris dans ses deux observations lui paraît absolument caractéristique, et il espère que la recherche de la syphilis dans un grand nombre de cas de rigidité, dite anatomique permettra peut-être souvent, de faire rentrer ces rigidités dans le cadre des rigidités pathologiques. Cette rigidité s'accompagne d'une induration *squirrheuse*, *cartilagineuse*, contre laquelle on a surtout usé des incisions pendant le travail, mais on peut prévoir, d'après le même auteur, cette complication et l'atténuer dans une certaine mesure par l'application énergique, et suffisamment prolongée du traitement antisyphilitique.

Nous donnons ci-dessous les deux observations qui forment la base du travail de M. Doléris.

Observation XXIV (Doléris) (1)

Primipare de 40 ans. — Syphilis récente. — Accouchement à 7 mois d'un avorton du poids de 100 gr. environ. — Rigidité de l'orifice. — Paresse des contractions. — Incisions multiples. — Perforation. — Travail très long.

Bonn..., veuve Frè..., 40 ans, domestique, entre à la Clinique d'accouchements, service de M. le professeur Pajot, le 22 mai 1884.

Antécédents. — A marché à 12 mois ; mais à la suite d'une chute elle a été obligée de s'arrêter et n'a marché qu'à 4 ans ; fièvre typhoïde à 16 ans, premières règles à 20 ans. A l'âge de 18 ans elle a eu des épistaxis abondantes qui se répétaient fréquemment, mais sans aucune régularité, les règles duraient 3 ou 4 jours et elle éprouvait une sensation de malaise très prononcé pendant toute la durée.

Il y a deux ans la malade se présenta à la consultation de l'hôpital de la Pitié. Elle ne peut ou elle ne veut donner aucun renseignement sur la nature du mal qu'elle éprouvait et qui l'avait engagée à aller chercher une consultation. Elle fut examinée au spéculum et on lui ordonna des injections de coaltar, des pilules et une solution d'iodure de potassium. La malade ne prit pas les pilules.

Je me hâte de dire que ces renseignements ne m'ont été fournis qu'après une série d'examens et d'interrogatoires. Très timorée la malade commença par avouer seulement une maladie vénérienne qui affectait son mari depuis quelques années et l'obligeait à se soumettre à un traitement suivi. Peu à peu ses souvenirs revinrent avec mes questions de plus en plus pressantes : je pus reconstituer son histoire à peu près complète, quant à la notion précise de la syphilis. Je serai moins affirmatif sur le début réel de la maladie, car les caractères récents des accidents que je lui découvris et qu'on trouvera décrits plus loin me laissera fort perplexe. Est-il question d'un chancre redux du col, c'est-à-dire d'une syphilis indurée reparaissant sur les foyers mal éteints d'une lésion initiale ancienne ?...

(1) Doléris. *Mémoire sur la rigidité du col pendant le travail. Étude sur la rigidité du col d'origine syphilitique.*
La syphilis dans ses rapports avec la rigidité du col utérin pendant le travail de l'accouchement.

L'hypothèse est permise. Toutefois les renseignements ultérieurs me feraient plutôt croire qu'il y a du vague dans les souvenirs de la malade et que le début du mal est plus rapproché de l'époque actuelle qu'elle ne le dit. Au surplus elle est d'un état intellectuel très obtus.

Grossesse actuelle. — Dernières règles fin septembre 1883 ; depuis cette époque elle n'a pas eu de pertes de sang d'aucune sorte, elle n'a éprouvé aucun trouble sympathique, aucune réaction dans son état général en rapport avec le début de la gestation. Au commencement de ce mois (mai 1884) elle vit apparaître sur la partie antérieure du thorax une éruption de petites papules rouges, saillantes qui s'étendirent peu à peu, gagnèrent la partie antérieure de l'abdomen, les bras et les jambes. Celles-ci ont été cependant peu atteintes. En même temps que se faisait cette poussée la malade avait la fièvre et se sentait toute courbaturée.

Elle perd les eaux le 21 mai à dix heures du matin, sans cause connue.

Le jeudi 22 mai, à dix heures du matin, les douleurs du travail apparaissent. A 10 heures du soir ayant ressenti des contractions douloureuses très vives et perdant aussi un peu de sang elle vient à la Clinique d'accouchements.

Examen physique. — Le 23 mai au matin la malade est examinée. Cette femme est d'un développement très marqué, de haute stature, d'une apparence de santé qui ne laisse rien à désirer.

Rien d'anormal dans la conformation extérieure.

Éruption papuleuse générale sur le thorax et le ventre. Elle n'est plus que maculeuse, presque disparue sur les bras. Adénopathie inguinale double. A la grande lèvre gauche, ulcération arrondie non indurée, nette, de 4 à 5 millimètres de diamètre, sans aucun caractère bien significatif quant à sa nature, à part le siège et l'état des lymphatiques de la région. Syphilides pustulo-crustacées sur la tête ; ganglions volumineux sur le sterno-mastoïdien droit.

Le ventre est peu développé et l'on sent que l'utérus remonte peu au-dessus de l'ombilic. A en juger par le volume nous aurions affaire à une gestation de 6 mois à peine.

Le fœtus est en présentation du sommet d'une mobilité extrême, il paraît peu développé, il ne remue pas spontanément depuis deux ou trois jours, au dire de la femme.

La malade aurait continué à perdre du liquide amniotique depuis l'avant-veille, mais on s'assure aisément qu'il en reste une certaine quantité dans l'œuf.

L'auscultation est négative.

Au toucher, le col est effacé, et l'orifice présente une dilatation de deux à cinq francs ; le rebord en est résistant ; il présente une épaisseur de près d'un centim., sa consistance est remarquablement dure, comme cartilagineuse.

Cet état ligneux est régulièrement réparti sur tout le pourtour de l'orifice, mais à la lèvre antérieure il existe une nodosité plus épaisse dont le volume approche de celui d'une amande.

La partie céphalique fœtale appuie directement sur le col. Le bassin est parfaitement normal.

J'insiste pour savoir les antécédents précis de la parturiente, elle n'a jamais perdu de sang, en dehors de 3 ou 4 jours que duraient ses règles ; elle n'a pas eu d'affection utérine et n'a point suivi de traitement chirurgical quelconque de ce côté.

Les contractions après avoir un peu faibli dans la nuit se sont réveillées ce matin, dès le jour et on constate actuellement qu'elles se répètent toutes les quatre ou cinq minutes. Elles ne sont pas très longues, mais leur énergie paraît suffisante.

Je ne jugeai pas à propos de pousser plus loin, pour le moment, nos investigations ; je m'assurai seulement à nouveau que le tissu cervical était induré dans toute l'étendue du pourtour de l'orifice ; que cette indication était exceptionnellement marquée et telle que jamais je n'avais rencontré ni de sensation ni de résistance pareilles dans le cas de rigidité que j'observais ; qu'il existe une portion plus dure, plus volumineuse, incluse dans la lèvre antérieure ; qu'enfin aucune partie du col n'était souple et ne paraissait susceptible d'assouplissement.

A dix heures et demie, après la visite, M. Pajot voit la malade, rien n'est changé dans la situation ; la dilatation n'a pas fait de progrès ; l'état général de la femme s'aggrave ; il y a de la fièvre.

Avant mon départ j'examine la femme et comme les contractions sont devenues moins fréquentes, la tête fœtale remonte assez pour me permettre d'explorer largement le segment inférieur de l'utérus. Je reconnais que la sclérose cervicale remonte à 2 et même à 3 centimètres au-dessus de l'orifice externe. Le bassin est large et la sphère céphalique très petite, danse dans l'excavation avec la plus grande facilité. Il est évident que toute la résistance provient du col.

Le même jour (23 mai) à 4 heures et demie, tout étant resté en état depuis le matin et la femme me paraissant s'épuiser, je pratique avec des ciseaux courbes, des incisions latérales d'un centimètre et demi environ d'étendue.

Les ciseaux eurent peine à entamer les tissus qui crient comme du cuir ; à peine quelques gouttes de sang s'écoulent à la suite des sections. On dirait un tissu fibroïde. Ces deux incisions pratiquées après avoir attendu quelque temps et avoir reconnu l'insuffisance de mon opération, j'en pratique deux autres plus petites sur la lèvre postérieure; je respecte la lèvre antérieure plus épaisse que le reste du col ; deux incisions sont faites assez profondément sur le côté de ce point plus tuméfié qui *paraît bien avoir été le siège d'un chancre.* J'eus bien soin de couper dans toute l'épaisseur du tissu induré, sans le dépasser de peur d'une déchirure plus étendue au moment de la sortie de la tête. Pendant l'opération il se produit quelques contractions, assez fortes, mais il n'en est pas moins évident que le travail languit et que l'utérus ne remplit plus qu'imparfaitement son rôle.

A six heures et demie, l'orifice est un peu plus large, mais c'est tout au plus si, en réalité, la dilatation a bénéficié de l'ampliation apportée par les incisions. La tête n'a pas fait de progrès.

Comme l'auscultation plusieurs fois répétée depuis deux jours ne m'a permis d'entendre aucun battement fœtal, je perfore ; la matiére cérébrale s'écoule. Lavage antiseptique de la tête fœtale et du vagin.

A dix heures du soir l'engagement s'accentue, la femme pousse, la dilatation du col est assez grande pour que le doigt introduit dans le trou de la perforation suffise à extraire la tête ainsi que le tronc du fœtus dont l'expulsion a été terminée, par ce procédé, séance tenante.

L'enfant n'est pas macéré, ses tissus sont assez consistants, la tête est bien ronde, osseuse et solide, les sutures et les fontanelles sont très peu larges, ce qui donnerait à penser que le développement est assez avancé comme époque, bien qu'insuffisant, car la longueur du fœtus est de 36 centimètres seulement, et son poids de 810 grammes (en moins la substance cérébrale.)

Le lendemain samedi, vers sept heures du soir, c'est-à-dire vingt-quatre heures après l'accouchement, la femme a ressenti des coliques très douloureuses, accompagnées d'écoulement de sang et de caillots. En même temps fièvre et sueurs abondantes.

Ce soir-là, le corps et surtout la partie inférieure du thorax se couvrent de papules analogues à celles décrites plus haut et une poussée nouvelle de syphilides se produit.

Le 24 au matin, les coliques ont eu une même intensité, l'écoulement de sang est presque insignifiant.

Onctions sur la partie antérieure de l'abdomen avec l'onguent mercuriel ainsi que sous les aisselles.

La malade a encore la fièvre. La poussée nouvelle de papules qui s'était produite sous l'influence du travail et après l'accouchement persiste encore.

Le 25 au matin, l'éruption de papules si marquées les jours précédents, commence à s'affaisser et à se ternir, et présente une surface squameuse. Peu de fièvre, température 38°,4.

Le 25 au soir, temps 40°,1 ; le 26 au matin on ne voit plus que les traces de l'éruption. La fièvre continue, mais moins forte que la veille, matin, temp., 38° ; soir, temp., 38°,7.

Le 20. État satisfaisant.

Le 31. Cessation des frictions mercurielles

L'accouchée va bien.

A partir du 1er juin la malade prend 2 gr. d'iodure de potassium par jour.

Le 19 juin, examen de l'accouchée : utérus bien involué, 7 cent. et demi par le cathétérisme; la lèvre antérieure est volumineuse, très indurée, et le col porte les traces étoilées des incisions faites pour l'accouchement. Il existe une tumeur dans l'épaisseur de cette lèvre, et cette tumeur, de la grosseur d'une petite amande, fait une petite saillie dans l'intérieur de la cavité cervicale. Le reste du tissu cervical a une consistance à peu près normale et a perdu ce caractère de dureté cartilagineuse si remarquable à la fin de la grossesse. Toute la lésion est désormais cantonnée dans le processus en voie de résorption qui occupe la partie médiane de la lèvre antérieure.

Aucune ulcération sur le col ; muqueuse réparée et lisse ; pas d'ectropion, l'orifice externe est petit et ferme.

La malade a pris pendant une douzaine de jours 2 gr. d'iodure de potassium par jour. Frictions mercurielles pendant six jours. Le 19 juin après l'examen, je touche la tumeur superficiellement érodée avec la teinture d'iode.

Les couches ont été parfaites ; mais au dix-septième jour la femme a pris froid et a eu une névralgie lombo-abdominale droite ; cessation de l'iodure de potassium, application de deux petits vésicatoires, guérison rapide, depuis elle n'a pas subi d'autre traitement.

Départ pour le Vésinet le 21 juin 1884.

Étant données les idées que professe M. Doléris sur la rigidité anatomique du col, il devait objecter à son interprétation, de modification du col, de rigidité d'origine syphilitique, l'irrégularité et le peu d'énergie des douleurs. Mais dans ce cas particulier il pense que l'inertie utérine a été secondaire. « Ce n'est qu'au bout de 18 à 20 heures, dit-il, après avoir épuisé ses efforts que l'obstacle avait faibli, certainement à une période plus précoce qu'on ne l'observe chez des jeunes femmes dans de bonnes conditions. » Faisons enfin remarquer que dans ce cas encore la rupture prématurée des membranes devait encore créer des conditions peu favorables à la dilatation.

OBSERVATION XXI (DOLÉRIS). — *Secondipare de 24 ans. — Syphilis datant de deux mois environ. — Chancre de la lèvre antérieure du col. — Sclérose de tout le tissu cervical. — Syphilis papuleuse érosive de la peau et des muqueuses génitale et bucco-pharyngienne. — Traitement spécifique. — Accouchement à terme terminé spontanément.*

Lac..., 24 ans, domestique douée actuellement d'une bonne constitution apparente, petite mais bien musclée, entre à la clinique d'accouchement le 5 novembre 1884.

Antécédents. — Elle a été maladive dans son enfance. Scrofule. Un ganglion abcédé au cou ; n'a marché qu'à deux ans. Vers l'âge de 14 ans, écoulement purulent de l'oreille droite. Plus tard, cataracte traumatique de l'œil droit : elle y voit très peu de ce côté. Réglée facilement à 14 ans, dans la suite, menstruation régulière durant de trois à quatre jours chaque mois. A 20 ans, première grossesse à évolution normale, accouchement à terme après un travail de treize heures, délivrance naturelle. L'enfant nourri par sa mère, meurt au bout de quinze jours.

Grossesse actuelle. — Dernière apparition des règles du 27 au 29 février 1884. Il y a eu des rapports sexuels pendant toute la grossesse, sauf depuis cinq semaines environ. Pas de phénomènes tardifs notables. La malade paraît ne s'être aperçue que très récemment des accidents qu'elle présente aujourd'hui. Elle a ressenti quelques douleurs les jours suivants. C'est ce qui l'a décidé à entrer à l'hôpital.

Examen physique. A l'examen extérieur on constate une roséole très nette sur le thorax, les membres supérieurs, le tronc et les membres inférieurs. Sur la face interne des avant-bras, macules couleur jambon fumé ; adénite cervicale double. Écoulement leucorrhéique fétide. Les grandes et les petites lèvres de même que la peau de la région ano-vulvaire sont recouvertes de syphilides érosives, dont quelques-unes sont saillantes et ont l'aspect de condylomes plats.

Tubercules ulcéreux sur la face interne des grandes lèvres et à l'entrée de la vulve. Pléiade ganglionnaire inguinale double, prédominante à gauche. Aucune trace d'une lésion cicatricielle pouvant se rapprocher du chancre. Syphilides ulcéreuses des amygdales et de l'arrière-gorge. Alopécie discrète.

Le *toucher* révèle un gonflement œdémateux du conduit vaginal et un état lisse de la muqueuse. Le col est volumineux, entr'ouvert, bien que persistant sur une longueur de 3 cent. environ, sa forme est celle d'un infundibulum à sommet inférieur, son tissu est rigide et dur. La lèvre antérieure est plus dure encore, volumineuse et tuméfiée, deux doigts introduits dans le vagin permettent d'apprécier la proportion de ce noyau hypertrophique ; il a les dimensions d'une noisette. L'induration s'arrête à la base du col. A travers l'orifice on arrive sur les membranes et sur la tête fœtale, qui est à peine engagée.

L'*examen au spéculum* qui est très douloureux fait constater un écoulement épais, muco-purulent qui provient de l'intérieur de la cavité cervicale. Le museau de tanche est exulcéré ; sur la lèvre antérieure principalement, l'ulcération est profonde entourée d'un rebord frangé dont la teinte est d'un rouge livide. Le diamètre maximum de l'ulcération est d'un centimètre environ. Il n'y a pas de doute qu'on ait affaire à un chancre. Le bassin est normal.

Le palper et l'auscultation conduisent au diagnostic d'une présentation du sommet fléchi en O.I.G.A.

Il semble qu'il y ait du liquide amniotique en excès.

Les signes précédents, surtout les caractères anormaux du col, ont été constatés à plusieurs reprises. Un traitement a été, d'ailleurs, institué. Badigeonnage du col avec la teinture d'iode ; cautérisation au fond de la gorge ; ablutions des organes génitaux externes avec une solution de liqueur de Labarraque ; irrigations prudentes de la cavité vaginale avec la solution de sublimé au 1/1000. Traitement interne : une cuillerée à bouche d'abord puis deux de liqueur de Van Swieten dans un verre de lait chaque jour.

La médication est prescrite à partir du 9 novembre et n'est pas interrompue jusqu'à l'accouchement. On a fait quelques badigeonnages isolés sur les parties génitales externes.

Au bout de peu de jours il ne reste plus rien dans ces régions ; la roséole est presque effacée et on n'aperçoit plus que deux plaques grisâtres dans l'arrière-gorge, une sur l'amygdale gauche, une sur le pilier antérieur du même côté. L'adénite cervicale gauche s'accentue.

Du 15 au 18 novembre, la malade est prise des premières douleurs à deux heures du matin. La dilatation marche assez vite au début, l'effacement est passé inaperçu. A son arrivée à la salle d'accouchement, vers huit heures, j'examine la parturiente. Sur ma recommandation on a suivi très exactement la marche de la première période du travail. A sept heures et demie la dilatation de l'orifice était notée comme étant égale à une pièce de deux francs. Depuis le début le tissu cervical est resté très épais et dur. Rien n'est changé dans l'état de la femme ; même dureté et même épaisseur des rebords de l'orifice. La malade souffre toutes les deux ou trois minutes sans discontinuer depuis le matin. Il est même surprenant que le travail n'aille pas beaucoup plus vite, et il faut bien reconnaître que, malgré le traitement institué pendant trois semaines, il persiste encore aujourd'hui au col utérin un processus pathologique, dont la résistance paralyse à un certain degré et ralentit tout au moins les efforts répétés et intenses de la matrice. A neuf heures l'orifice est de la dimension d'une pièce de cinq francs ; les bords en sont toujours très épais et durs, mais à la vérité on ne saurait voir dans ces caractères les signes bien nets de la rigidité classique, car les progrès de la dilatation ont une marche régulière. La poche des eaux est sphérique, volumineuse et bombe fortement. Ce qui frappe surtout c'est l'activité persistante du travail.

Les contractions sont longues, énergiques, soutenues et très fréquentes. A neuf heures les membranes se rompent spontanément, à 10 h. 25 la tête franchit l'orifice complètement dilaté ; il s'écoule un peu de sang, cinq minutes plus tard le fœtus est expulsé, il est bien conformé et du poids normal.

L'enfant, à sa naissance, pesait 3070 gr., quatre jours plus tard (29 novembre) 2910 gr., le 3 décembre 3070 gr., le 6 décembre 3170. Le placenta parait normal à l'œil nu ; il pèse 440 gr.

Au bout de 4 jours, l'enfant qui ne portait aucune lésion visible, sauf une coloration ecchymotique violacée des talons, sans soulèvement de l'épiderme, présente dans cette région et de chaque côté une papule qui s'ulcère rapidement.

Les suites de couches ont été régulières. On a constaté deux déchirures du col, une à gauche sur la commissure et une en avant de la commissure droite sur la lèvre antérieure, révèle la disposition de toute lésion appréciable.

Il n'est pas douteux que, dans ce cas, l'obstacle apporté par le col, n'a pas amené une grande prolongation du travail.

Un travail de huit heures chez une secondipare n'est pas un phénomène rare. Son 1er accouchement avait duré 13 heures.

M. Doléris répond à cette objection de la façon suivante : « Avec les efforts contractiles dont j'ai été témoin, et qui n'ont pas désemparé un instant, cette femme eut dû accoucher en moitié moins de temps ».

OBSERVATION XXV. — *Induration syphilitique du col* (*Wien. med. press*, *n°* 11, p. 333, 1879). Clinique du prof. BRAUNFERWALD, publié par WELPONER.

Une femme de 24 ans se présente à la clinique du professeur Braunferwald *après la rupture de la poche des eaux*. L'auteur trouve le col dilaté de 3 centimètres, gonflé, dur, formant autour de la tête un bourrelet de l'épaisseur d'un doigt et sur ce bourrelet s'implante une *petite tumeur de consistance cartilagineuse* ; deux tumeurs analogues siègent à la paroi postérieure du vagin. Les traces d'une roséole, les engorgements ganglionnaires ne permettent pas de méconnaître la nature syphilitique de cette tumeur. L'auteur fait avec les ciseaux de Sims cinq incisions d'un centimètre et prescrit des bains de siège, cependant le col ne laisse pas passer la tête ; le forceps appliqué amène à la vulve la tête et le col à la fois, et de nouvelles incisions sont nécessaires; malgré toutes les précautions le col se trouve déchiré jusqu'à l'insertion vaginale. L'accouchement a duré 48 heures et les lochies ont été pendant longtemps teintées de sang. L'utérus est revenu lentement sur lui-même.

Nous donnons cette observation comme exemple d'induration syphilitique du col, le travail a duré 48 heures. Mais ici encore il y avait eu rupture prématurée des membranes.

Quant à la nature syphilitique des tumeurs du col qui ont causé la dystocie, il est difficile de dire si elles sont la conséquence d'un accident primitif siégeant sur le col, ces formes rares d'accidents secondaire sur le col, qui n'avaient pas encore été observées pendant l'accouchement quand parut le mémoire de M. Doléris.

Dans les différents cas de rigidité pathologique que nous venons de passer en revue, nous avons rapporté les diverses lésions observées sur le col. Mais nous ne devons pas oublier aussi que dans presque tous il y avait rupture prématurée des membranes, c'est-à-dire le défaut de la poche d'eaux, en d'autres termes le défaut d'un des facteurs les plus actifs de la dilatation.

IMPRIMERIE LEMALE ET Cie, HAVRE

www.ingramcontent.com/pod-product-compliance
Ingram Content Group UK Ltd.
Pitfield, Milton Keynes, MK11 3LW, UK
UKHW031947260826
14628UKWH00004B/1901

9 782019 655297